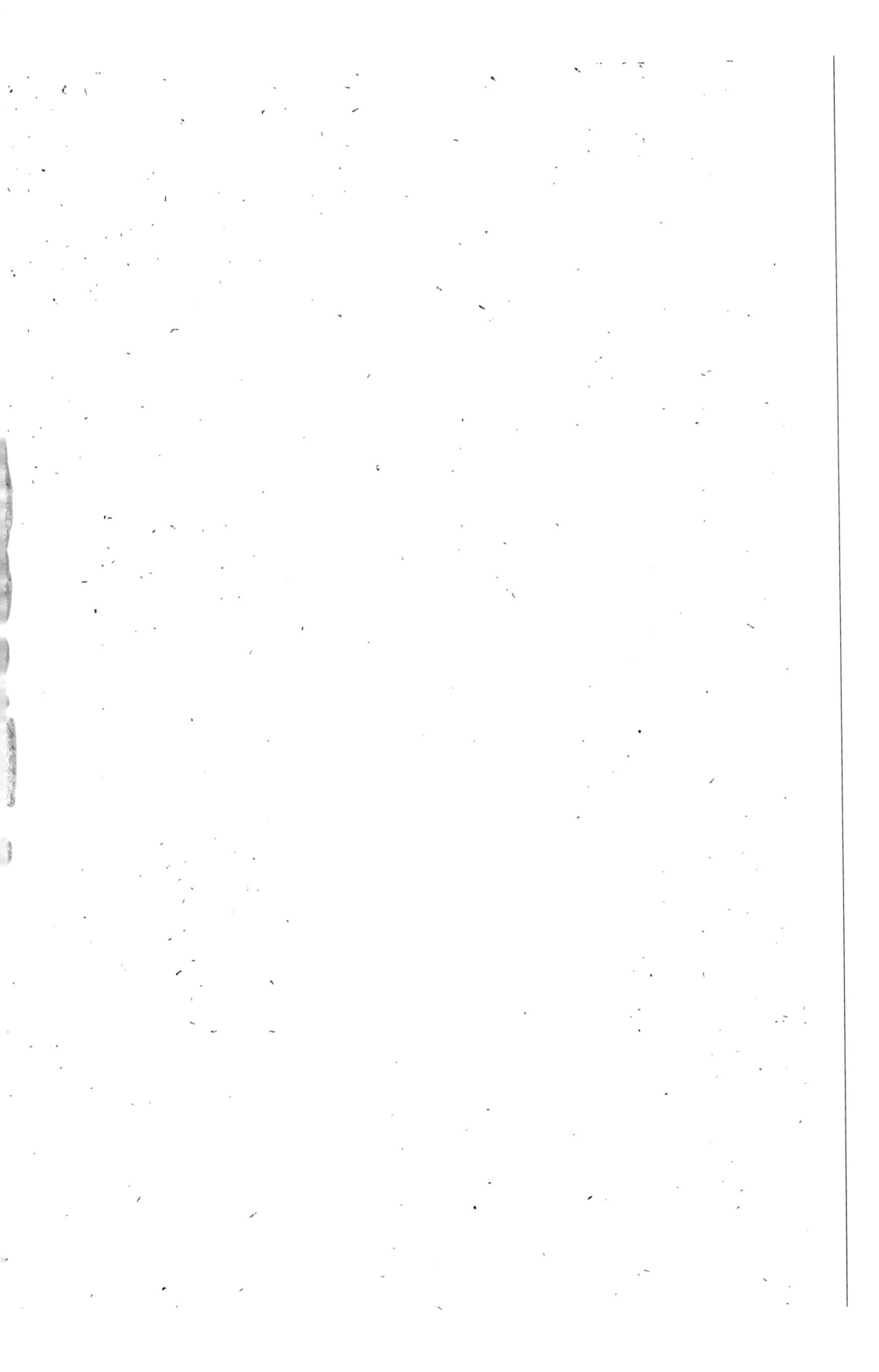

$I_c \quad \begin{matrix} 34 \\ 8 \end{matrix}$

ESSAI

SUR

L'HYGIÈNE MILITAIRE

DES ANTILLES.

ESSAI

SUR

L'HYGIÈNE MILITAIRE

DES ANTILLES;

Par Alexandre MOREAU DE JONNÈS ,

Chevalier de l'Ordre Royal et Militaire de Saint-Louis, et de l'Ordre Royal de la Légion-d'Honneur ; Aide-de-camp du lieutenant-général des armées du Roi, comte de Carra Saint-Cyr , Gouverneur de la Guyane ; attaché au Ministère de la Marine pour les Travaux Géographiques et Statistiques de la Direction supérieure des Colonies ; Membre de la Société Polytechnique , de la Société Médicale d'Emulation de Paris, de la Société des Arts et Sciences de Rochefort, etc.

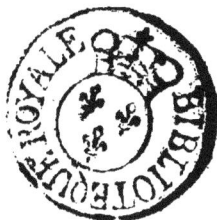

PARIS,

Imprimerie de MIGNERET, imprimeur du Journal de Médecine, rue du Dragon , F. S. G. , N.º 20.

1816.

ESSAI

SUR

L'HYGIÈNE MILITAIRE

DES ANTILLES.

———

Quelque dangereux que le climat des Antilles puisse être pour les Européens, on ne doit pas douter qu'une partie des effets funestes qu'on attribue à son influence maligne, n'ait pour causes premières une foule de circonstances qui la provoquent et déterminent l'invasion des maladies tropicales. L'imprévoyance, la témérité, l'incurie augmentent chaque jour l'action des agens qu'on devrait combattre ; et l'on semble méconnaître que l'homme ne reçoit de la nature la faculté de vivre sous tous les climats, qu'autant qu'il se soumet à leurs lois, en changeant son régime, ses habitudes et ses mœurs.

La nécessité de ces modifications est sur-tout impérieuse pour les habitans des pays froids, qui séjournent sous la Zone Torride ; elle l'est encore plus pour ceux que leur destin conduit dans les contrées tropicales du Nouveau-Monde, où l'excès de la chaleur et de l'humidité compose la constitution atmosphérique la moins favorable à l'espèce humaine. L'inclémence du climat ne laisse point ici de place à l'expérience : le moindre retard est environné de dangers, et la première épreuve est si souvent la dernière qu'elle ne peut servir de leçon à celui qui l'a tentée.

Delà provient cette opinion de l'insalubrité des Indes Occidentales, que tant d'évènemens ont répandue et dont il faut avouer la vérité. Cependant, on ne peut dire avec fondement que tous les maux qu'on impute au climat soient inévitables et plus puissans que les efforts qu'il est possible de faire pour les prévenir ; le plus grand nombre n'attaque l'Européen, que parce qu'il oublie ou qu'il ignore les changemens qu'exige une sage prévoyance dans la plupart de ses actions, ou bien parce que, croyant que la mort frappe indistinctement ses victimes et que le hasard dirige seul ses coups, il néglige tout ce qui pourrait contribuer à sa conservation.

Cette erreur n'est que trop commune parmi les soldats, à qui l'habitude de la guerre fait mépriser toute espèce de dangers ; mais elle n'est jamais plus funeste aux troupes que lorsqu'elle est adoptée par leurs chefs. C'est alors qu'aux effets que produit sur les militaires l'imprudence de leur conduite privée, se joignent ceux qui appartiennent à des causes générales, dont on aurait pu détourner la pernicieuse influence.

En examinant avec attention l'histoire des désastres que les armées européennes ont éprouvées en Amérique, on ne peut méconnaître qu'ils ont presque tous cette double origine. On a vu, pendant la guerre de l'indépendance des États-Unis, des corps de troupes, dont les chefs avaient accueilli cette erreur, succomber après quelques mouvemens, dans les provinces méridionales, sous des maladies aiguës et contagieuses, tandis qu'il ne s'en manifestait aucune dans d'autres corps qui avaient fait des marches plus longues et plus pénibles, mais dont les officiers supérieurs avaient l'expérience du climat, et suivaient avec exactitude les indications salutaires que leur donnait la connaissance des choses.

Il serait facile de citer une foule d'exemples semblables.

On sait que le désastre qu'éprouvèrent, en 1741 devant Carthagène, les forces anglaises commandées par l'amiral *Vernon* et le général *Wentworth*, fut bien moins causé par la résistance que pouvait opposer cette colonie Espagnole, que par l'imprudence ou la funeste nécessité de camper l'armée au milieu de marécages couverts de palétuviers (1). Lorsque le siège fut levé, de 12,000 hommes de troupes de terre, il en était déja mort 8431, et les 3569 restans comprenaient non-seulement les malades, mais encore 1140 soldats Américains bien moins sujets que les Européens aux maladies tropicales.

En 1762, l'armée Anglaise qui, sous les ordres du comte d'*Albemarle* fit le siège de la Havane, fut soumise à des calamités presqu'aussi grandes par l'effet des communications multipliées qu'elle avait eues avec la terre pendant son séjour sur la rade du Fort-Royal de la Martinique; et sans doute plus encore par celui du mauvais choix de l'époque de cette expédition qui eut lieu au commencement de l'hivernage. Un mois après le débarquement à Cuba, le nombre des malades montait à 3000 matelots et à 5000 soldats, quoi-

---

(1) Il s'élève des marais, qui ceignent les plages inondées de l'Amérique équatoriale, des forêts, dont les principales espèces d'arbres sont : le Mangle rouge — *Rhizophora gymnorhiza* L ; le Mangle gris — *Conocarpus erecta* ; le Cachiment sauvage — *Anona paludosa* ; le Paléturier —. *Avicennia nitida* ; le Mancenilier — *Hippomane mancanilla*, etc.

que l'effectif des troupes de terre n'excédât pas 15,000 hommes.

Par une suite non moins terrible des communications qu'ont les équipages des vaisseaux de guerre avec les lieux qu'ils bloquent ou ceux de leur station, l'escadre Anglaise qu'on voulut opposer en 1728, sur les côtes des établissemens Espagnols, aux progrès qu'ils faisaient alors, perdit deux amiraux, *Hosier* et *Hopson*, dix capitaines de vaisseau, cinquante lieutenans et quatre mille officiers et matelots (1).

On peut encore attribuer à la même cause, les ravages que les maladies tropicales exercèrent, en 1780, dans la grande flotte combinée de France et d'Espagne, qui se réunit dans la baie du Fort-Royal de la Martinique, sous les ordres du comte de *Guichen* et de *Don Solano*. On se rappelle que les pertes qu'elle fit, furent si considérables, qu'elles empêchèrent l'exécution des opérations importantes projetées contre l'Angleterre.

Il serait trop long de citer ici les désastres qu'ont éprouvés les Anglais et les Français à la Jamaïque, à Saint-Domingue, à Sainte-Lucie, à la Martinique, etc. (2). Leur récit n'ajouterait qu'une surabondance de preuves à cette vérité constante : que lorsque les maux, dont le climat de l'Amérique équatoriale menace les militaires Européens, ne sont

---

(1) Voyez : *Naval Chronology*, by Isaac Schomberg, London 1802, etc., *et Naval et Military Memoirs* of great Britain, by Robert Beatson 1814.

(2) Les Anglais, en parlant des épidémies des Antilles, disent : That never-failing attendants on military expeditions, in the west indies.

pas provoqués par l'imprudence, la témérité, l'insouciance ou tout au moins l'incurie, ils demeurent sans être combattus dans leurs causes ou dans leurs effets, et doivent une grande partie de leur puissance redoutable au défaut d'une hygiène salutaire. On ne doit pas se dissimuler que quelquefois les circonstances de la guerre obligent à ne pas faire tout ce qui serait utile à la santé des troupes, et qu'il faut même assez souvent braver les causes qui l'altèrent ; telles sont les marches forcées et celles sous les rayons les plus ardens du soleil ; telles sont encore l'occupation de postes mal-sains et la consommation d'alimens dangereux. Mais ces circonstances malheureuses ne sont qu'accidentelles et momentanées ; elles ne doivent point être mises, sans examen, au nombre des calamités inévitables de la guerre ; et l'humanité, d'accord avec une saine politique, range parmi les principales études de l'officier supérieur le talent de les éviter.

Ce serait se faire une fausse idée des règles, dont l'observation maintient en Amérique la santé des troupes, que de penser qu'elles forment une science difficile à acquérir. Elles ne diffèrent que très-peu de celles que s'impose à lui-même l'homme qui a quelque expérience de la vie ; elles sont presqu'en tout semblables aux préceptes de l'hygiène des contrées méridionales de l'Europe, mais elles s'en écartent en ce que ceux-ci ne sont pas d'une obligation tellement rigoureuse, qu'on ne puisse s'abstenir de les suivre sans de grands inconvéniens, tandis que dans l'Archipel il n'est point d'infraction impunie ni de peines légères.

Les principales causes des maladies tropicales sont :

1.º L'action violente et continue d'un climat dont la température moyenne est le 24.ᵉ degré réaumurien, ce qui forme une chaleur telle, par son intensité et sa permanence, que l'excitation qu'éprouve l'organe cutané le

rend le siège d'affections pathologiques graves et nombreuses ;

2.º L'humidité dont l'air est saturé , principalement pendant l'hivernage , et dont les effets s'étendent sur toute l'économie animale et agissent puissamment même sur les corps
inorganiques.

3.º Les gaz délétères répandus dans l'atmosphère de
l'Archipel par les vastes marais qu'on trouve dans chaque
île , par la transpiration nocturne des forêts et par les vents
du sud qui , pendant la saison de l'hivernage , poussent vers
les Antilles les exhalaisons marécageuses d'un espace de
deux cents lieues de terre noyées par le débordement pé-
riodique de l'Orénoque ;

4.º Peut-être l'influence sur les Européens , de phénomènes électriques essentiellement différens , et celle d'une
pression atmosphérique , dont toutes les variations sont
comprises dans une échelle de moins de six lignes ;

5.º Les excès dans les alimens et les boissons , leurs qualités , soit mauvaises , soit seulement contraires , par lesquelles
l'épigastre est affecté d'irradiations , d'où naissent une foule
de maladies aiguës ;

6.º Les plaisirs de l'amour qui produisent , indépendamment d'un dérangement d'équilibre dans les divers systèmes
d'organes , une énervation de force qui facilite l'action des
causes morbifiques ;

7.º Les veilles prolongées ou les travaux pénibles du
corps , qui augmentent les dispositions inflammatoires par les
efforts qu'ils exigent des organes ;

8.º L'oisiveté , le sommeil et l'apathie dont l'excès favorise , après la période de l'acclimatement , la tendance qu'ont
les organes à une inertie qui se communique au mouvement
et à la sécrétion des humeurs ;

9.º Les variations de la température qui , non moins que

son élévation , produisent des anomalies dangereuses dans le mode d'action des forces vitales ;

10.º Les passions violentes , et sur-tout les affections tristes qui ajoutent au spasme mélancolique qu'éprouvent les hommes des pays froids transportés au-delà du tropique;

11.º Les travaux de l'esprit qui provoquent , par leur excès , l'irruption des maladies nervales ;

12.º Les vices primitifs auxquels l'action climatérique donne une exaltation dangereuse ;

13.º L'altération des humeurs provoquée par la révolulution que fait éprouver aux Européens l'action qu'exerce sur toute l'économie animale la température brûlante et inaccoutumée de la Zone-Torride.

La plupart de ces causes , d'où naissent les nombreuses maladies auxquelles sont exposés les militaires qui séjournent aux Antilles , agissent en détruisant l'équilibre que les divers systèmes d'organes doivent avoir entr'eux , pour que le corps soit maintenu dans un état de santé. Les unes favorisent les dispositions inflammatoires que le climat développe ; tandis que les autres provoquant l'atonie générale produite par la durée de son action, déterminent et précipitent l'invasion des maladies asthéniques.

Parmi les premières il faut placer au premier rang la fièvre jaune ; cette peste de l'Occident menace tous Européens transportés aux Antilles , tant qu'ils n'ont point acquis l'habitude du climat ; il ne peut y avoir de doute qu'elle ne soit endémique de l'Archipel; mais, quoique plusieurs faits concluans semblent prouver qu'elle soit contagieuse , au moins dans certaine circonstance , on ne peut regarder encore cette importante question comme complètement éclaircie. La fièvre jaune reparaît périodiquement chaque année dans la saison de l'hivernage , pendant laquelle l'humidité la plus grande se joint à la plus haute intensité de la

chaleur ; elle varie dans ses caractères et dans l'intensité de
sa malignité, mais en général ses ravages sont en raison du
plus grand nombre d'Européens non-acclimatés, qui y sont
exposés à-la-fois.

Les flux de ventre constituent un ordre de maladies
presque également redoutables, et parmi lesquelles on
compte les dysenteries inflammatoires, gastro-bilieuses,
putrides, avec ténesme et contagion ; la lienterie, le cho-
léra, les diarrhées bilieuses, purulentes, colliquatives, etc.
Ces maladies ne sont guère moins meurtrières que la fièvre
jaune ; elles en sont souvent la suite ; elles prennent fréquemment leur origine dans la prostration des forces qui
accompagne et suit toujours l'invasion de l'épidémie ; elles
sont funestes aux Créoles et aux Européens, et s'étendent
aux Nègres et aux gens de couleur. Les causes qui tendent
à les répandre, sont, indépendamment de l'action débilitante du climat et des affections pathologiques qu'il fait
naître :

1.° La grande consommation de viande salée et de mo-
rue, alimens que leur texture coriace rend d'une digestion
difficile et fatigante, sans que leur substance produise un
chyle réparateur ;

2.° La consommation journalière de fruits, dont la qualité éminemment acide se communique aux sucs gastriques,
ce qui cause toujours une indigestion, dont les effets sont
plus ou moins extérieurs, sans en être moins dangereux ;

3.° La manie des médicamens, qui altèrent, dérangent,
troublent l'économie animale, et détruisent le véhicule des
digestions avant d'amener les maladies aiguës qui sont le
résultat de ce goût étrange ;

4.° La grande quantité de fluides par lesquels on cherche
à appaiser l'altération que produit la chaleur ; leur surabondance rend incomplète l'action des sucs gastriques sur les
alimens ;

5.º Le défaut d'habitude dans les Européens de la consommation de cette multitude de racines indigènes, charnues et tubéreuses, dont la fécule n'est jamais soumise à la fermentation, et dont l'usage ne remplace que mal ou imparfaitement celui du pain;

6.º Et enfin, l'action violente des rayons solaires, la répercussion de la transpiration par l'effet des pluies ou d'un courant d'air, etc.

Les indigestions, les diarrhées, les dysenteries, qui proviennent de toutes ces causes, tuent également les Européens, et les indigènes, quelle que soit leur couleur.

Les ravages de la dysenterie, dans l'Archipel, peuvent être comparés, sans exagération, à ceux de la fièvre jaune; ils sont si rapides que la maladie ne tarde pas à être incurable; et que ceux qui en sont atteints, et qui, pour lui échapper, veulent passer dans les pays froids, périssent presque tous dans la traversée, quand ils commencent à s'approcher des hautes latitudes. Au mois de mars 1809, l'auteur de cet essai passant de la Martinique en Europe avec le général comte *d'Houdetot*, dont il était chef d'état-major, la dysenterie épidémique et contagieuse se déclara à bord du bâtiment sur lequel ils étaient embarqués; et, dans une traversée de quarante-cinq jours, elle fit périr cinquante-deux hommes sur deux cents.

Il y a toujours, dans les hôpitaux des Antilles, un certain nombre d'individus que plusieurs attaques consécutives de ces maladies ont voué à une mort inévitable. Leur teint jaune, hâve et livide, leur maigreur effrayante, l'étrange irritabilité de leur esprit, leurs ris, leurs larmes, leur colère, et l'avidité insatiable avec laquelle ils se jettent sur tous les alimens qui doivent hâter leur agonie, font, de l'aspect de ces malheureux, le spectacle le plus affligeant et le plus hideux.

Les résultats suivans, tirés de documens officiels, donneront une idée des ravages de ces maladies. En 1806, sur dix-neuf cent trente-deux hommes entrés comme fiévreux à l'hôpital du Fort-Royal de la Martinique, il en sortit dix-sept cent quatorze, et il n'en mourut que quatre-vingt-huit; tandis que de cent quarante-sept dysentériques, il en mourut soixante - trois, et que quatre seulement sortirent de l'hôpital.

Pendant les années 1803 et 1804, la mortalité fut, parmi les troupes de la Martinique, comme trois et comme deux sont à quatre. La première proportion fut celle que donnèrent les effets les plus terribles de la fièvre jaune; la seconde fut celle des effets des maladies dysentériques produites par l'action débilitante du climat.

Il est impossible de connaître avec une précision égale à celle des tableaux officiels d'où proviennent ces données, quels sont les effets des fièvres intermittentes. Elles attaquent rarement les Européens non-acclimatés; et leurs ravages parmi les Créoles sont ordinairement bornés aux lieux dont l'air est infecté par des marécages. Elles sont presque inconnues dans la partie septentrionale de la Martinique, dont lé sol formé de la réduction des pierres-ponces absorbe les eaux pluviales, et n'en laisse point de stagnantes; mais les quartiers de la rivière Salée, des Trois-Islets, du Lamentin, du Robert et du François, dont le littoral présente une zone de terres inondées et couvertes de palétuviers, éprouvent chaque année les effets de ces fièvres pendant la saison sèche. Il est rare que les habitans de ces arrondissemens, qui ont contracté l'habitude de l'atmosphère insalubre où ils vivent, succombent immédiatement par leur action, qui fait périr promptement les étrangers. Ils sont pour ainsi dire familiarisés avec le principe délétère qu'ils respirent, et dont néanmoins la puis-

sance abrège leur vie, puisqu'il est prouvé que c'est seulement dans ces quartiers que le nombre des décès excède
celui des naissances. La ténacité de ces fièvres est telle,
qu'elles reparaissent périodiquement dans la saison où on
les a contractées, même plusieurs années après qu'on a
quitté le lieu où l'on en a été infecté pour la première
fois. Un officier français a éprouvé au Kremlin à Mos-
cow, une rechute bien caractérisée de la fièvre qu'il avait
prise à la Pointe-à-Pitre de la Guadeloupe, et dont les accès
n'avaient jamais manqué de se renouveler dans cet intervalle, à l'époque à laquelle il l'avait gagnée.

Il est digne de remarque que la sphère d'activité des
miasmes d'où proviennent les fièvres intermittentes, ne
s'étend point, autant qu'on pourrait le croire, au-delà des
marais qui en sont le foyer. Les habitans de la ville du
Fort-Royal de la Martinique, dont les maisons sont situées
près du canal, qui, de l'hôpital jusqu'au carénage, est à
demi-comblé par des immondices et de la vase noire et
infecte, sont fort exposés à ces maladies, tandis qu'on
ne les éprouve qu'accidentellement dans les maisons des
rues voisines. En 1808, les cantonnemens de troupes au
Robert et à la Trinité en furent atteints, et les suites en
furent très-meurtrières, tandis que des détachemens peu
éloignés n'en furent point attaqués. Le quinquina paraît
être le seul médicament qui puisse arrêter ces fièvres; et
quand elles sont invétérées, les doses les plus énergiques
sont à peine suffisantes. Il arrive fréquemment qu'on emploie de préférence, et avec succès, l'écorce de l'espèce
indigène (1) au lieu de celle apportée du Pérou; mais on
prétend que la réussite qu'on obtient par l'une et par
l'autre n'est pas sans danger, et que des maladies hépa-

(1) *Cinchona floribunda* Swartz.

thiques et mortelles suivent souvent la cessation de la fièvre qui est produite par l'administration du quinquina.

Dans la longue série de maladies que l'action du climat fait naître, ou dont elle aggrave les caractères, on ne doit pas compter, comme dans les pays froids, les affections syphilitiques. Quoiqu'il n'en soit point aux Antilles comme à Sénaar, où *Bruce* assure que les plus invétérées se guérissent par la sueur et l'abstinence, ces maladies ne sont, dans l'Archipel, ni très-répandues ni très-dangereuses ; et ce n'est guère qu'aux époques des communications fréquentes avec les Européens qu'elles se compliquent et se multiplient. La facilité des plaisirs que les femmes de couleur offrent à tous les hommes, et notamment aux militaires, ne laisse point douter que la bénignité de ces affections, et les bornes de leur propagation, ne tiennent à des causes locales. Parmi les principales, on doit vraisemblablement compter le nombre et la puissance des remèdes que présente aux Antilles le règne végétal (1), l'abondance de la transpiration, le soin attentif que les maîtres prennent de guérir leurs esclaves de ces maladies dès qu'ils les ont contractées ; peut-être enfin la qualité endémique de ces affections et leur antiquité.

L'éruption verruqueuse, que les nosologistes nomment *frambœsia*, et à laquelle on conserve aux Antilles le nom brésilien de Pian, est presque la seule de toutes les maladies vénériennes qui semble exiger, pour sa parfaite guéri-

---

(1) On compte parmi les végétaux indigènes, qui offrent de puissans antisyphilitiques : le Gayac — *Guaiacum officinale*. G. *Sanctum*. Le pareïra brava — *Cissampelos parcïra*. La liane de Pâques — *Securidaca volubilis*. S. *erecta*. Persoons. La Canne de rivière. — *Alpinia occidentalis*. Swartz. La Séguine. — *Arum Seguinum*. L. — L'Oseille des bois, *Begonia macrophilla*. L.

son, l'emploi des mercuriaux. C'est principalement parmi les Nègres importés d'Afrique qu'elle est répandue ; mais tout ce qu'en ont dit plusieurs auteurs qui prétendent que les hommes de cette variété de l'espèce humaine doivent l'avoir comme la variole, une fois dans leur vie, n'est qu'un conte populaire démenti par l'expérience de chaque jour.

Il en est des virus scorbutiques et scrophuleux comme de celui des maladies syphilitiques ; quoique certainement ils ne soient pas étrangers à l'Archipel, ils y sont bien moins communs que dans les contrées froides et humides de l'Europe.

Avant que l'inoculation, et sur-tout la découverte du cé-lèbre *Jenner* eussent, pour ainsi dire, détruit les funestes effets de l'expansion du virus variolique, on mettait au pre-mier rang des grandes causes de la dépopulation des An-tilles les irruptions fréquentes, contagieuses et meurtrières de la petite-vérole. C'était sur-tout parmi les Nègres qu'elle exerçait ses ravages ; l'action du soleil sur leur corps sou-vent dépourvu de vêtemens, l'humidité continuelle de l'air, et sans doute aussi la difficulté de l'éruption à travers le réseau muqueux, dense et tenace que recouvre leur épi-derme, rendaient toujours l'épidémie maligne et perni-cieuse. Cependant, la pratique de l'inoculation avait déja singulièrement diminué ses désastres, quand la découverte de la vaccine est venue comme effacer cette maladie du nombre de celles qui affligent l'humanité. A la Martinique, on a adopté la vaccine avec plus de facilité que les préjugés vulgaires n'en laissaient attendre, et que cette découverte précieuse n'en trouvait, même l'année passée, dans la patrie de celui à qui on la doit. Son usage général et sa prompte propagation furent dus aux soins bienfaisans de l'amiral *Villaret-Joyeuse*, alors gouverneur de la colonie, et sur-

tout à l'exemple que donna le colonel, aujourd'hui général,
baron *de Montfort*, qui, pour vaincre la répugnance des
soldats, se vaccina lui-même devant son régiment.

Mais, à défaut de cette maladie cruelle, il en est une
foule d'autres qui exercent leurs ravages dans l'Archipel.
Les plus répandues sont : la pulmonie, les fluxions de poitrine, connues sous le nom de coups d'air ; les affections
rhumatismales et catharrales ; les maladies hépatiques, ver-
mineuses, cutanées et éléphantiasiques.

Les fluxions de poitrine, dont on est sans cesse menacé
dans les climats chauds, y sont extrémement dangereuses ;
et l'on ne peut les prévenir que par une attention suivie à
éviter les circonstances dont elles proviennent ; il suffit,
pour en être atteint, de se trouver exposé à la pluie,
ou à un courant d'air qui arrête inopinément le flux de la
transpiration, et produit une déperdition subite de la chaleur acquise par l'action d'une atmosphère embrâsée.

Les maladies hépathiques ont très-souvent la même cause
que les inflammations de poitrine ; cependant, il arrive fréquemment qu'elles suivent immédiatement les fièvres intermittentes et remittentes, ce qui a fait soupçonner qu'elles
leur devaient alors leur origine. Néanmoins, on ne peut
douter que ce ne soit principalement à l'état de caloricité
du corps humain que tient en général la conservation ou la
perte de la santé sous la zone torride. La plupart des maladies des Antilles paraissent résulter, soit d'une absorption,
soit d'une déperdition trop rapide du fluide igné. De la
haute calorisation du corps semblent naître les fièvres pernicieuses, tandis que de la décalorisation spontanée proviennent les dysenteries, le tétanos et les fluxions de poitrine qui attaquent également les Créoles et les Européens.
L'hygiène qui enseignerait à prévenir ces maladies incu-
rables et promptement mortelles est encore à faire ; les

précautions que nécessite la déperdition graduée de la chaleur acquise ne sont point encore consignées dans les livres,
où l'on cherche par quels moyens on peut échapper à tant
de maux ; et l'on n'a pu jusqu'à présent en acquérir la connaissance qu'aux dépens d'une expérience dangereuse.

Les maladies rhumatismales et catharrales, dont la cause
réside également dans les variations de la température,
sont plus ou moins répandues selon la saison, les localités,
la constitution météorologique de l'année, et le tempérament des individus ; elles ont principalement pour époque
les mois de décembre, janvier et février. La température
n'excédant pas alors le 18.ᵉ degré réaumurien le matin, et
le 23.ᵉ à midi, les Créoles et les Européens acclimatés
éprouvent un froid relatif, vif et pénible, d'où naissent ces
sortes d'affections.

Au contraire, c'est la saison pluvieuse, depuis avril
jusqu'en septembre, que signalent les fièvres pernicieuses.
Son retour est aussi marqué par celui des maladies cutanées ;
parmi celles-ci, il en est qui sont une crise salutaire pour
l'Européen, dont la constitution n'a point encore subi la révolution qu'il doit éprouver avant d'acquérir l'habitude de
vivre sous un ciel si différent de celui de sa patrie. Avec
l'hivernage commencent des éruptions cutanées, semblables
à celles qui reparaissent annuellement en Égypte lors de
l'évaporation de la nouvelle eau du Nil. Ces effets de l'excès
de la chaleur, qui est alors assez grande pour faire monter
le mercure au 28.ᵉ degré réaumurien à l'ombre, et au 37.ᵉ
au soleil, sont dus sans doute à son union avec le principe
nuisible de l'humidité. Ils sont nommés aux Antilles boutons
chauds et feux sauvages ; ils sont accompagnés, sur-tout
dans les Européens non-acclimatés, de clous énormes et
douloureux, tels que ceux dont, au rapport des historiens
espagnols, les compagnons de *Pizarre* furent couverts,

lors de la conquête du Pérou. Ces tumeurs causent souvent
une fièvre violente ; elles s'élèvent sur toutes les parties du
corps, et se terminent presque toujours par la suppuration ;
elles sont rarement solitaires, et il advient qu'on en a quelquefois plusieurs centaines; on les considère comme un
moyen dépuratif que la nature emploie, dans les personnes
non-acclimatées, pour se débarrasser d'humeurs acrimo-
nieuses qui auraient pu produire des affections plus funestes.
Cependant, aux Antilles, les clous ne proviennent pas
toujours de causes internes : il suffit pour en être infecté de
s'être exposé quelque temps à l'air de la mer pendant ces
tempêtes qu'on nomme raz de marée, et qui sont souvent
accompagnées des vents du sud que les Européens doivent
regarder avec raison comme redoutables pour leur santé.
On ne peut, dans ce cas, méconnaître la cause de ces tumeurs, puisqu'alors elles ne paraissent qu'aux parties qui,
telles que le visage et les mains, ont été exposées, à découvert, à l'action des gaz pernicieux répandus dans l'atmosphère.

Les desquammations, les affections dartreuses, les érisy-
pèles, se reproduisent très-fréquemment; mais, c'est principalement dans les individus de race africaine, dont la
peau épaisse répercute les humeurs, que les maladies cutanées prennent un caractère grave et pernicieux. Les affections éléphantiasiques sont répandues dans toutes les îles, et
sont sur-tout multipliées dans celles dont le sol est calcaire ;
ce qui semble indiquer que l'action de quelques causes locales y concourt à rendre plus communes ces contagions
endémiques. L'usage d'eaux stagnantes, chargées de sels
terreux, contribue peut-être à les propager ; mais c'est
sur-tout du climat et du régime qu'elles tirent leur origine.
Tous les alimens qui, dans différentes contrées, donnent
naissance à ces maladies, font partie de la nourriture habi-

tuelle aux Antilles ; et leur influence est d'autant plus grande , qu'ils tendent à produire les mêmes effets. La consommation journalière des viandes salées , que des voyageurs éclairés regardent comme la source des affections cutanées, si communes au-delà des monts Alléghaniens, se joint, dans l'Archipel, à celle des alimens que fournit la pêche, pour favoriser la prédisposition qui est déterminée par le climat. Les Grecs modernes qui , comme les Nègres des Antilles, font un grand usage pour leur nourriture de poissons et de coquillages, sont souvent attaqués de la lèpre, et ont à la contracter une disposition qu'on n'observe point dans les Turcs , dont les alimens diffèrent. On sait que les anciens Égyptiens s'abstenaient de poissons afin de prévenir l'éléphantiasis ; et qu'ils avaient remarqué que les mollusques et les crustacées portent à la peau une efflorescence avec démangeaison.

Ce n'est pas seulement sur les affections pathologiques que le climat exerce son influence ; il l'étend également sur les maladies chirurgicales ; les opérations sont presque toujours meurtrières , et cependant toujours commandées par la nécessité la plus impérieuse. C'est en vain que l'art de les éviter , ce bienfait que l'humanité doit au sage *Desault ,* s'est répandu dans toute l'Europe par l'école de cet homme célèbre ; l'amputation est encore plus fréquente dans l'Archipel , qu'elle ne le fut jamais en France dans les temps où la pratique d'une science précieuse était abandonnée à des mains ouvrières ; mais ici les heureux changemens qui furent l'ouvrage du génie, sont repoussés par la puissance du climat. L'union permanente de la chaleur et de l'humidité, ce double principe de la putridité des corps, développe la gangrène avec une rapidité effrayante , et ne permet pas de se livrer à l'espoir d'un hasard favorable. Telle est pourtant la certitude des revers, que des opérateurs habiles

2

éprouveut aux Antilles dans l'amputation, qu'ils ne la considèrent eux-mêmes, sur-tout quand elle est pratiquée dans les grands hôpitaux, que comme un moyen terrible et inutile qui ajoute aux souffrances des blessés et précipite leur mort en hâtant l'irruption du tétanos. Non-seulement les maladies chirurgicales les plus légères prennent, par le seul effet du climat, les caractères les plus graves, et les opérations sont presque toujours précédées de la gangrène et suivies du tétanos, mais encore une foule d'affections internes viennent compliquer les lésions des organes, et ajouter aux difficultés et au danger d'en combattre les résultats. Il est rare que des altérations bilieuses, que provoque le trouble apporté dans l'économie animale par les lésions externes, n'accompagnent pas ce genre de maladies, et qu'elles n'exigent pas, dans ceux qui professent l'art de guérir, la réunion de la science du médecin et des connaissances chirurgicales.

C'est par la complication de ces causes que, de tous les individus blessés à la prise du *Diamant*, en 1805, presque aucun ne parvint à la guérison. Les uns furent enlevés immédiatement par le tétanos, les autres en furent atteints après l'amputation qu'exigèrent les progrès de la gangrène ou l'état des lésions; presque tous furent attaqués de fièvres putrides et malignes, auxquelles ces lésions organiques donnèrent naissance par une suite de désordres qui se propagèrent de proche en proche.

Mon digne et respectable ami, *Moreau de Saint-Merry*, rapporte, dans son *Histoire de Saint-Domingue* (t. I, p. 581), qu'il en fut ainsi après le grand combat naval du 18 avril 1782; de cent quatre-vingts blessés, deux seulement sortirent de l'hôpital; le tétanos tua le reste.

Ce furent les mêmes causes qui, en 1809, lors de la prise de la Martinique, firent succomber un nombre considérable de blessés ; cependant, la fraîcheur et la sécheresse relatives de la saison étaient très-favorables à leur état ; mais d'autres circonstances concoururent à l'aggraver ; le transport long et difficile des blessés, les retards du premier appareil, la situation des hôpitaux, furent les principales. Il est pourtant vraisemblable que la nature des blessures et l'action qui les avait produites, y eurent aussi part ; le plus grand nombre des militaires qui périrent, avaient été blessés, dans le combat de la Rivière-Monsieur, par les coups de carabines à balles forcées, dont se servaient les tirailleurs ennemis ; le feu rasant que faisaient ces carabiniers, en se couchant ventre à terre, comme toutes les troupes noires, eut le double effet d'atteindre presqu'uniquement les extrémités inférieures ainsi que leurs articulations, et de faire des blessures dont les parois étaient déchirées par les inégalités des balles. Les suites du bombardement du Fort-Bourbon ne furent pas moins funestes : les éclats des grands projectiles arrachant plutôt qu'ils ne coupent les parties du corps qu'ils atteignent, et produisant une commotion générale souvent plus funeste que les lésions elles-mêmes.

Non-seulement les maladies chirurgicales sont, aux Antilles, plus graves que dans les pays froids, mais elles y sont aussi plus multipliées. Toutes les plaies, quelle que soit leur cause, guérissent difficilement, sur-tout celles des pieds et des jambes qui, toutes choses égales d'ailleurs, sont bien plus dangereuses que celles de la tête. Ce ne sont pas seulement celles qui résultent des armes à feu ou des amputations d'où naît le tétanos ; il provient pareillement d'une légère piqûre, du déchirement de l'épiderme par un clou, et il suffit du contact de l'air libre pour le donner subitement aux enfans. Il résulte quelquefois, comme le fait suivant le prouvera, des occasions dans lesquelles on ne peut prévoir son danger éminent. Au Fort-Royal de la Martinique, en janvier 1815, un homme de couleur ayant voulu se faire arracher une dent par un mulâtre qui a la réputation de pratiquer cette opération avec quelque adresse, la dent se trouva adhérente à l'alvéole, et la mâchoire fut luxée par l'effort fait pour l'extraire. Le chirurgien appelé pour réduire la luxation ne put y parvenir, et malgré tout ce que tenta l'un de ses confrères dont il réclama le secours, il fallut attendre l'effet de l'apposition de cataplasmes émolliens et de sangsues par lesquelles on espéra obtenir quelque détente; mais le tétanos survint immédiatement et tua le patient dans l'espace de 24 heures.

Le tétanos provenant d'un grand nombre de circonstances différentes, est conséquemment bien plus fréquent dans l'Archipel qu'en Europe. Au contraire, l'hydrophobie y est presque sans exemple ; cette maladie terrible, la seule qu'on puisse comparer au tétanos, devrait être pourtant d'autant plus commune aux Antilles, que c'est sans doute le pays du monde où il y a le plus de chiens errans, sans asyle, sans maîtres et sans nourriture autre que celle qu'ils dérobent avec hardiesse ou qu'ils disputent, parmi les immondices, à l'influence rapide de la putréfaction tropicale. Il est remarquable que ces malheureux animaux, qui sont d'une maigreur hideuse et souvent couverts d'une espèce de lèpre, ne sont point attaqués par la rage, ce qui semblerait prouver que ce ne sont point les grandes chaleurs auxquelles il faut, dans nos contrées, attribuer l'hydrophobie.

Dans cette longue série de maux qui menacent l'Européen pendant son séjour aux Antilles, il y en a certainement plusieurs inévitables ; mais il est non-moins assuré qu'il y en a beaucoup qu'on pourrait prévenir par une hygiène dont il est démontré que les effets seraient heureux, puisque les maladies qui, lors de leur invasion, résistent aux efforts les plus puissans de l'art de guérir, proviennent de causes dont

on peut presque sans peine combattre, détourner ou empêcher l'action. Les mesures composant cette hygiène,
toute minutieuse qu'elles peuvent paraître, ne sont pas cependant au-dessous des chefs appelés au commandement des
troupes destinées à servir dans les colonies occidentales. Si
on les apprécie par leurs effets sur la conservation de la
santé du soldat, elles peuvent même être placées parmi les
considérations militaires les plus importantes, puisque le mépris qu'on en fait provoquant l'action meurtrière du climat,
les pertes que l'armée ou les garnisons éprouvent journelle-
ment font échouer toutes les opérations offensives ou défen-
sives de la guerre.

La recherche des moyens nécessaires pour parvenir à
l'objet important dont on a tracé l'esquisse dans cet essai,
ne peut sans doute appartenir qu'aux disciples de ces hommes
célèbres qui illustrent la science la plus chère à l'humanité
et réculent les bornes qu'avait fixées le génie d'*Hippocrate*.
Aussi l'auteur de ce mémoire, en y rassemblant les préceptes les plus essentiels de l'hygiène des Indes occidentales, afin d'en faire l'application aux armées de cette partie
du monde, n'a-t-il point eu l'intention téméraire d'offrir un
traité qui pût suppléer au défaut d'un ouvrage des maîtres de
l'art sur ce sujet difficile ; il a seulement désiré présenter
aux officiers d'état-major, et aux chefs de corps destinés à
servir aux Antilles, un tableau succinct et rapide des mesures
militaires et des précautions qu'exige, dans l'Amérique
équatoriale, la conservation de la santé du soldat. Dans
cette tâche, peut-être encore au-dessus de ses forces, il
s'est appuyé de quinze ans d'expérience et d'étude de nos
colonies, et d'observations faites au milieu des épidémies
américaines, dans les rangs des troupes, à bord des vaisseaux
et dans les hôpitaux des Indes occidentales. Quoique ses opinions soient conformes à celles des médecins éclairés de

notre siècle, ou bien qu'elles soient déduites de leurs ouvrages utiles et précieux, il ne se défend point des erreurs
dans lesquelles il a pu tomber en s'occupant d'un pareil sujet;
et il aura réussi au gré de ses désirs, si quelques-unes des
indications salutaires, dont une expérience longue, pénible
et dangereuse lui enseigna le prix, peuvent arracher au
climat l'une de ses victimes, et conserver à la patrie l'un de
ses défenseurs.

§. Ier. — *Du Choix des Troupes destinées à servir aux Antilles.*

On ne peut douter que le tempérament, l'âge et les habitudes n'influent puissamment sur la facilité ou les obstacles
que les Européens éprouvent pour s'acclimater dans les
Antilles. Des exemples multipliés prouvent que la vigueur,
la jeunesse et l'intempérance sont presque toujours funestes;
tandis qu'une constitution faible, l'habitude de la modération et l'âge où elle commence à devenir moins difficile,
permettent d'attendre du climat une prompte adoption.

Non-seulement l'influence remarquable de ces ciconstances se manifeste dans l'acclimatement des individus par le
nombre plus ou moins grand de chances auxquelles ils sont
soumis dans cette crise, mais elle paraît encore dans la
différence singulière de la puissance des obstacles que trouvent les transmigrans de chaque nation de l'Europe, en raison directe des mœurs et des usages de leur patrie.

Le plus sobre de tous les peuples, l'Espagnol est celui
dont le militaire, transporté dans l'Amérique équatoriale,
jouit du privilège de l'existence la moins incertaine. La révolution qui sous un ciel brûlant menace l'habitant des
pays du Nord, ne peut avoir lieu pour lui dont le climat natal a presque la même température; il ne peut craindre ni

les effets dangereux du changement rapide de régime, ni ceux de la continuation d'un régime contraire, puisque dès son enfance il a l'habitude du seul qui soit salutaire dans les pays chauds. Une nourriture presqu'entièrement végétale, un usage rare ou modéré des liqueurs spiritueuses, une faci-lité plus grande que tout autre à vivre de peu et à se passer des commodités de la vie, feraient de l'Espagnol le mo-dèle du soldat Européen sous la Zone-Torride, si le dé-faut de soins et de propreté ne diminuait les avantages de ces heureux résultats du tempérament qu'il a reçu de la nature.

Si l'on compare le militaire Anglais avec le soldat Espa-gnol, on est frappé de la dissemblance de leurs traits carac-téristiques ; la corpulence de l'un et son vif coloris opposés à la maigreur et au teint basanné de l'autre, n'offrent point une différence plus grande que celle de leurs habitudes et de leurs mœurs. L'Anglais, né sous l'influence du climat le plus humide de l'Europe, éprouve avec les inconvéniens d'une constitution éminemment lymphatique, le besoin d'en corriger l'excès par l'excitation des liqueurs spiritueuses qui proviennent des végétaux que le sol de son pays refuse de produire. Lorsqu'il change de contrée, l'habitude, qui sur-vit au besoin, le livre au danger d'une abondance dont le prix est augmenté pour lui par le souvenir de la privation. Il cède sans résistance à ses goûts et s'abandonne à ce pen-chant dont l'effet est, dans les Indes occidentales, de pro-voquer la révolution qui a pour crise fatale la fièvre jaune. Son régime ajoute encore à l'activité de la puissance de cette cause première : les pâtes non-fermentées que l'em-pire d'une habitude aveugle lui fait préférer au meilleur pain, les viandes sur-tout qui font presqu'exclusivement sa nourriture et qu'il digérait en Europe à l'aide des boissons chaudes, surchargent, aux Antilles, son estomac affaibli ou bien favorisent la tendance générale de ses humeurs vers la putridité. Les infusions théiformes, bouillantes et diluviales par lesquelles il cherche à se débarrasser de ses digestions pénibles, lui en préparent de plus pénibles encore : les sucs gastriques noyés par elles, n'ayant plus qu'une faible action sur les alimens, il en résulte un chyle imparfait ou vicieux, et parmi d'autres maux, ces maladies dysentériques dont les ravages égalent ceux de l'épidémie de l'Archipel. Les habitudes de ce régime qui sont si contraires à celles qu'exige si impérieusement le climat, sont entretenues par la nature et la quantité des comestibles que le soldat Anglais reçoit en ration ; et les officiers-généraux qui, particulièrement depuis plusieurs années, se dévouent aux soins et même à l'étude de la conservation de la santé du militaire, n'en obtiennent qu'un médiocre succès par les effets funestes de ce régime qu'on doit regarder comme l'une des causes principales qui, chaque année dans les Indes occidentales, éclaircissent les rangs des armées Anglaises.

Par des motifs contraires, le régime du soldat Français lui est presqu'aussi fatal. Il lui manque communément une nourriture saine et suffisamment abondante ; mais pour compter et apprécier les probabilités de sa vie lorsqu'il est arrivé aux Antilles, il faut joindre aux fâcheux effets de la parsimonie impolitique et cruelle qui a souvent présidé au choix et à la quantité des comestibles qu'on lui donne, ceux que produit l'opposition qu'on observe entre son caractère national et les mœurs résultant de l'empire du climat. Il serait peut-être difficile de trouver un contraste plus frappant que celui des habitudes physiques et morales dont le climat des Tropiques impose la loi, et cette vivacité française, cette impétuosité de l'âme et des mouvemens du corps qui semble change, même en Europe, aux peuples dont nous sommes voisins. Le Français transporté dans l'Archipel, ne peut pendant long-temps se soumettre à la nécessité de cette lenteur d'action, de ce calme prolongé des sens et de la pensée, de ce repos nécessaire pour soutenir la fatigue d'une température ardente, résister à l'affaiblissement progressif de ses facultés, combattre les dispositions inflammatoires et morbifiques des systèmes sanguins et bilieux et opposer enfin toute la résistance des forces vitales aux maladies endémiques, épidémiques et contagieuses dont il est sans cesse menacé. C'est vainement qu'il est environné de l'exemple des indigènes et qu'on lui répète sans cesse par quelles habitudes, quelles mœurs nouvelles il doit mériter l'adoption du climat; son esprit est toujours occupé et son cœur plein d'agitation; ses gestes sont prompts et multipliés, ses traits expressifs, ses regards animés, les intonnations de sa voix hautes et variées, sa démarche hâtive, son sommeil court et rêveur; la circulation de son sang est rapide et précipitée, ses muscles sont toujours tendus par les mouvemens perpétuels de son corps, et ses nerfs par ceux de son ame toujours remplie d'activité et d'impatience.

Les inconvéniens, ou pour mieux dire les dangers de cette manière d'être, sont augmentés dans le militaire français par les effets d'une longue habitude de la guerre, qui, ajoutant encore à la témérité naturelle de son caractère, lui fait braver les agens délétères du climat avec autant d'audace qu'il en mettait naguère dans les combats; il croit que l'influence pernicieuse du ciel des tropiques n'a rien de plus redoutable pour lui que les glaces de la Russie ou les chaleurs de l'Espagne. Sa confiance est extrême; mais son découragement l'égale au moins quand il voit l'épidémie frapper sans distinction ses victimes, et atteindre quelquefois celui que tous les maux de la guerre avoient épargné pendant vingt ans.

Pour prévenir des calamités renouvelées tant de fois, et

d'une manière si terrible dans les colonies françaises trans-atlantiques, un choix soigneux des militaires destinés à y servir, réussirait sans doute selon le vœu de l'humanité et d'une politique libérale et éclairée. L'influence que le tempérament, l'âge et les habitudes de la vie ont dans la crise de l'acclimatement des Européens, présente l'indication importante de la composition la plus avantageuse des troupes des Antilles. Les militaires nés dans les parties méridionales de la France, se rapprochant par leur manière d'être de celle qui convient le mieux au climat de l'Archipel, ils sont plus propres que tous les autres à résister à ses effets. Au contraire, les individus appartenant aux départemens septentrionaux ne peuvent séjourner aux Antilles sans que leur constitution prédominante ne les expose à de grands dangers. La même cause produit les mêmes effets sur les individus qui, quel que soit leur pays, n'ont point encore dépassé la première jeunesse. Toutes choses égales d'ailleurs, de 1802 à 1809, on perdait à la Martinique bien plus de conscrits des premières classes que d'anciens militaires. La prédisposition qu'ils avaient à éprouver, avec une violence presque toujours fatale, la révolution causée par l'action climatérique, était accrue par cette stupeur mélancolique qui s'empare des hommes des pays froids transportés sous la zône torride; et elle était aggravée par le chagrin que fait naître souvent dans les jeunes gens le malheur d'être éloignés de leur patrie. Les militaires provenant du Midi de la France, sur-tout quand ils ont dépassé l'âge orageux des passions, trouvent beaucoup moins d'obstacles à s'acclimater. Un caractère plus gai, un esprit plus mobile, les préservent de cette tristesse qui prépare l'invasion des maladies équatoriales; un tempérament moins robuste leur fait atteindre plutôt cette débilité, sans laquelle il n'y a point aux Antilles de santé certaine; enfin, des habitudes plus modérées assurent davantage leur existence.

Néanmoins, et quelque succès qu'on doive se promettre de ce choix, il faut lui préférer celui des militaires déjà acclimatés ; et l'expérience donne le droit d'affirmer qu'un de ceux-ci égale au moins trois des autres pour le service de garnison, et même pour toutes les opérations d'une campagne excédant en longueur un simple coup de main ou une attaque de vive-force. Lorsqu'on prend pour servir aux Indes Occidentales des corps de troupes entiers, ce qui offre de grands avantages, sous les rapports de la discipline et de la comptabilité, ceux qui ont séjourné long-temps en Espagne, en Italie, en Corse ou à Corfou, doivent être préférés à tous les autres. C'est à un choix semblable que les Anglais doivent le grand succès qui leur a assuré l'empire de l'Inde ; et la prise de Seringapatnam fut due, en 1799, aux troupes commandées par le général *Baird*, et venant du Cap de Bonne-Espérance, où un long séjour leur avait donné l'habitude des pays chauds. De nombreuses circonstances de ce genre ont déterminé le gouvernement anglais à profiter de la situation de Gibraltar pour faire de cette place, voisine des côtes brûlantes de l'Afrique, le lieu d'où l'on tire ordinairement les régimens qu'on veut envoyer aux Antilles. Le Cap de Bonne-Espérance est également un entrepôt très-utile pour ceux destinés à servir dans les établissemens de l'Inde.

Des précautions semblables dans le choix des troupes des colonies françaises auraient certainement une grande influence sur leur conservation ; mais, néanmoins on ne peut espérer d'en tirer tout l'avantage possible, qu'autant que les chefs de corps seront doués de cet heureux esprit qui sait se plier aux détails les plus minutieux, et les apprécier par les funestes effets que, dans l'Archipel, la moindre négligence a presque toujours sur la vie des hommes.

§. IIe. — *De l'Embarquement des Troupes.*

Le bien-être des troupes réclame des chefs des corps, avant leur embarquement, des mesures indispensables et d'une exécution rigoureuse :

1.º Afin d'éviter que les soldats n'arrivent aux Antilles totalement dénués d'argent, ou bien en ayant assez pour se livrer à des excès, ce qui est également funeste à leur santé, leur décompte doit être fait et arrêté avant le départ ; mais la somme à laquelle il se monte, ainsi que les deux mois de solde, qui leur sont alloués d'avance, ne doivent leur être remis que par extraits, et lorsque leurs effets ont été portés au complet, et le nombre de leurs chemises au double de ce que l'ordonnance exige en Europe. Indépendamment de la surveillance que les officiers doivent exercer sur l'emploi de l'argent donné aux militaires, ces extraits de solde peuvent être portés plus ou moins haut d'après la connaissance qu'ont les capitaines de la conduite des individus. Le surplus des décomptes doit rester dans la caisse des corps jusqu'à l'arrivée des troupes à leur destination, afin d'éviter les inconvéniens qui résultent quelquefois, pendant la traversée, de la division de ce dépôt ;

2.º Si les troupes sont vêtues de neuf avant leur départ, on doit tenir la main à ce que les habits soient très-larges, afin que le flux de la transpiration, qui est excessif dans les Indes Occidentales, n'oblige pas les soldats à les mettre et à les ôter avec effort, ce qui les rend hors de service en très-peu de temps, et prive les troupes de l'un des moyens d'obvier aux grands inconvéniens qui résultent des variations de la température ;

3.º Les corps destinés à servir dans l'Archipel, devant être absens de l'Europe pendant plusieurs années, les conseils d'administration ne peuvent assez s'occuper des mesures relatives à l'habillement. Le haut prix de la main-d'œuvre dans les colonies, et même souvent le défaut d'ouvriers rendent indispensable d'organiser des ateliers nombreux d'hommes de différens métiers, pris dans l'intérieur des régimens, pour pourvoir à leurs propres besoins, et y suffire entièrement. Avant le départ il convient de faire, autant que possible, l'achat des matières premières des objets qui sont au compte des corps; les toiles sur-tout qui sont nécessaires à l'habillement des troupes, et dont les conseils d'administration ont fait très-fréquemment les avances ou la fourniture, doivent être achetées en France, non-seulement à cause de leur haut prix dans les colonies, mais encore parce que on n'y trouve souvent ni les quantités, ni les qualités dont les corps ont besoin;

4.º Le sarreau et les deux pantalons de toile, que chaque soldat reçoit du ministère de la marine, avant que de s'embarquer, ne pouvant lui servir que pendant la traversée, et ensuite pour faire les corvées de garnison, les corps font faire ordinairement des habits-vestes et des pantalons à guêtres en toile, afin de tenir lieu de petit uniforme. L'usage en est également commode et économique; cependant, malgré leurs avantages, ces habits trop légers nuisent à la santé des soldats, en ne les garantissant point assez des perturbations atmosphériques, et en s'imbibant promptement du flux de la transpiration, dont l'évaporation trop rapide produit un froid subit et dangereux. Il est à désirer que pour prévenir ces effets on fasse porter aux soldats, sous leurs habits de toile, des gilets d'une laine légère; cette précaution peu dispendieuse suffirait pour faire échapper à des fluxions de poitrine, presque toujours mortelles, un grand nombre de militaires qui en sont atteints chaque année. Elle ne doit pas être négligée par les Européens quels

que soient leur rang et leur profession ; une fatale expérience
prouve que les habillemens très-légers qu'on porte aux Antilles étant une cause continue de la suppression plus ou
moins complète de la transpiration, on doit leur attribuer
les rhumes dangereux dont on est atteint dans l'Archipel, plus
fréquemment qu'en Europe, dans les saisons froides. Les
poumons irrités par les rechutes consécutives qu'on éprouve,
deviennent le réceptacle des humeurs morbifiques de tout
ce systéme, et la vie est éteinte graduellement par une
consomption pulmonaire presque toujours incurable.

5.º Un examen individuel et attentif doit être fait par les
chirurgiens des corps, afin de s'assurer de l'état de la santé
des hommes destinés à s'embarquer pour les colonies. On
peut sans inconvéniens prendre ceux attaqués de maladies
vénériennes et dont la situation n'offre aucun danger pres-
sant, ces affections conservant rarement aux Antilles la
malignité qu'elles ont dans les pays froids, et cédant presque toujours au seul emploi des sudorifiques ; mais il est
prudent d'exclure des troupes qui doivent s'embarquer, les
militaires atteints de la gale : cette maladie se communi-
quant très-rapidement à bord, et tout un détachement pouvant en être infecté avant que de parvenir à sa destination.
Il est même à craindre pour les Européens nouvellement
arrivés aux Antilles, que le régime et les remèdes qu'il faut
employer pour guérir cette maladie n'ajoutant au trouble
que le changement de climat apporte dans l'économie animale, il n'en résulte une prédisposition funeste. En 1808, à
la Martinique, l'influence de cette cause parut avoir provo-
qué l'irruption de la fièvre jaune, qui eut lieu spontané-
ment au mois de janvier, à une époque où le maximum de
la température n'excéda pas le 22.ᶜ degré réaumurien, et
où le mercure du thermomètre descendit plusieurs fois au
point du jour jusqu'au 16.ᶜ degré et demi. L'invasion eut

lieu d'abord et principalement parmi les conscrits arrivés le mois précédent et atteints la plupart de la gale. Il y en eut qui périrent en trente-six heures avec tous les symptômes de l'épidémie ; mais dans plusieurs individus, la mort devança le développement de la totalité de ses caractères, et l'effusion de l'ictère, par exemple, n'eut lieu qu'après que les malades furent expirés. Le même phénomène s'est reproduit en 1815 dans des circonstances identiques.

On conçoit que la nécessité de séparer de leurs camarades les soldats qui ont contracté la gale, et celle de les envoyer aux hôpitaux, qu'on doit toujours considérer comme le centre de l'infection, sont des motifs bien puissans pour les exclure de la composition des troupes qu'on fait passer aux Antilles.

6.° Il serait très-utile de pourvoir les corps de troupes qu'on envoie en Amérique, d'un plus grand nombre d'officiers de santé qu'il ne leur en est attaché en Europe, afin de ne pas éprouver, par la perte presqu'inévitable de plusieurs d'entr'eux, le malheur d'être privé de leur secours, ou bien celui d'être obligé de recourir aux médecins du pays.

7.° Les corps destinés à servir en Amérique sont ordinairement suivis par beaucoup plus de femmes qu'il n'en est attaché à chaque bataillon par les ordonnances militaires. Il n'est pas sans avantage pour les troupes de favoriser l'embarquement de celles dont la santé est bonne, et dont les mœurs ne sont pas dissolues au point d'offrir quelque inconvénient. Aux Antilles, ces femmes tiennent les cantines des régimens avec plus d'intelligence et à des prix plus modérés que les femmes de couleur qu'on pourroit employer. Il est d'ailleurs plus facile de soumettre à une surveillance salutaire la qualité des alimens et des boissons qu'elles vendent aux soldats ; mais, si elles ne sont mariées à des militaires, elles trouvent bientôt sans peine quelque occupation plus avantageuse, et, abandonnant leurs premiers projets elles cessent de remplir les engagemens qu'elles avoient contractés avec les régimens.

§. III.ᵉ — *De la Traversée.*

Les traversées des ports de France aux colonies des Antilles sont rarement de moins d'un mois, et n'en excèdent presque jamais deux. La longueur de cet espace de temps s'accroît beaucoup par l'oisiveté, l'ennui, le mal-aise et l'impatience. Cependant, ces voyages sont plus agréables que le retour en Europe, soit à cause de l'espoir rarement déçu de trouver avec les vents alisés un temps propice et des mers plus belles, soit à cause de la satisfaction qu'on éprouve en quittant les pays froids, quand on commence à sentir la douce température de l'Océan des tropiques. Ce changement qui est favorable au maintien de la propreté parmi les troupes, devient dangereux pour celles atteintes de quelque épidémie : la chaleur faisant prendre presque toujours à ces maladies un caractère contagieux. Il arrive, au contraire, que lorsque des troupes attaquées de quelque maladie épidémique passent des Indes Occidentales en Europe, les ravages deviennent moins grands et moins rapides, à mesure qu'elles s'éloignent de la zone torride. Les hommes atteints de phthysie ou de dysenteries anciennes ou compliquées sont les seuls qui ne participent point à ces heureux effets du climat des hautes latitudes.

Les moyens les plus efficaces d'entretenir la santé des troupes à bord des bâtimens, et pendant une longue traversée, sont : la propreté, l'exercice et la gaîté, dont l'influence est, sans contredit, plus puissante encore que celle des alimens. Sur les vaisseaux de guerre, les règles générales de la discipline, relatives sur-tout à la salubrité, étant

prescrites par leurs commandans, les officiers des troupes
passagères n'ont d'autres soins que de veiller à leur exécution; mais, il n'en est point ainsi sur les transports qu'on
emploie souvent pour porter des détachemens ou même
des corps entiers aux Antilles. Toutes les précautions nécessaires à la santé des troupes sont alors à la charge de
leurs officiers, dont les soins ne sont pas aussi fructueux
qu'ils le désirent, quand l'expérience ne leur a pas indiqué
déja ce qu'il convient de faire. Les principaux moyens
qu'elle indique pour parvenir à ce but, sont :

1.º Distribuer séparément les officiers de santé des régimens sur les divers transports où leur secours est nécessaire, tandis qu'il est superflu à bord des bâtimens de guerre
qui ont chacun les leurs ;

2.º Faire vérifier la nature et la quantité des médicamens
existans à bord des transports, s'assurer des moyens de faire
de fréquentes fumigations; etc.;

3.º Si l'on marche en convois, exiger des chefs des détachemens, à bord des différens bâtimens, des rapports
détaillés sur la santé des hommes qu'ils commandent; et,
selon l'occurence, prendre des mesures convenables, ou
en adresser la demande aux capitaines commandant ces
bâtimens ;

4.º Astreindre les soldats à la plus grande propreté, leur
faire laver leur linge quand le temps le permet, veiller à
ce qu'ils en changent le plus souvent possible, les habituer
à se laver les mains, la bouche et la figure tous les matins ;
et, pour faciliter ces ablutions, faire donner à chaque compagnie une ou deux bailles ou baquets, qui sont placés à cet
effet sur le gaillard d'avant ou dans la seconde batterie ;

5.º Défendre strictement que les militaires boivent tour-
à-tour dans le même vase; et, pour cet objet, s'assurer que
chacun en ait un avant l'embarquement ;

3

6.° Prendre les mesures nécessaires pour marquer les ha-macs, et les placer et les déplacer en ordre, même, s'il le faut, seulement en présence des officiers, afin de prévenir et d'empêcher que les militaires ne prennent les premiers qui se trouvent sous leur main; à défaut de cette précaution, le virus contagieux, dont un hamac peut être infecté, se communique rapidement à tous les hommes qui s'en servent les uns après les autres;

7.° Aussitôt qu'on a quitté les hautes latitudes, ou même plus tôt, si le temps le permet, retirer aux militaires les couvertures qu'on leur donne à bord, et dont le tissu de laine garde et conserve les miasmes contagieux. Le même motif doit faire examiner ces couvertures avec un soin scru-puleux avant que d'en permettre l'usage;

8.° Passer des revues et des inspections le plus souvent possible, afin d'occuper les militaires et de surveiller leur propreté;

9.° Soumettre également les compagnies à une visite journalière des officiers de santé;

10.° Prohiber les jeux de cartes qui retiennent les soldats assis pendant une partie de la traversée, les empêchent de se livrer à aucun exercice salutaire, et donnent naissance à des querelles et souvent à des affections mélancoliques, sur-tout dans les jeunes gens qui ont fait des pertes consi-dérables;

11.° Empêcher les militaires de dormir sur le pont : ce qui les expose pendant le jour, lorsqu'on est entre les tro-piques, à l'action violente et dangereuse du soleil, et pen-dant la nuit aux effets du froid relatif et de l'humidité;

12.° Entretenir la gaîté par tous les moyens qu'on peut imaginer, tels que des jeux, des danses et des spectacles; le baptème du tropique, auquel sont soumises, suivant l'usage des marins, toutes les personnes qui n'ont pas encore vécu sous la zone torride , est une occasion que les commandans des troupes doivent saisir pour inspirer aux militaires cette gaîté utile à leur santé ;

13.º Habituer les soldats à donner la main à la manœu-vre , même quand leur secours serait superflu , l'exercice et l'occupation étant , sur-tout à bord , de puissans préser-vatifs contre les maladies ;

14.º Exiger des officiers et des sous-officiers une surveillance aussi exacte et aussi active qu'à terre dans les détails de police , qu'on ne néglige point impunément ; le plus grand nombre des accidens qui , dans les traversées , arrivent aux soldats des troupes de terre passant aux colonies , provenant d'une inexpérience à laquelle leurs chefs immédiats doivent sup-pléer. Parmi les circonstances de ce genre qui , quoique minutieuses ne doivent point être méprisées , est la surveil-veillance qu'il faut apporter à, ce que dans les embarca-tions les soldats ne gardent point leurs havre-sacs sur leur dos , dans la crainte que leur poids ne contribue à les faire tomber à l'eau , ou ne les empêche de surnager , s'ils y tombaient. Il est également utile , en arrivant à bord , de charger les sous-officiers de s'assurer si tous les militaires savent pendre leurs hamacs , et en attacher les rabans avec des nœuds solides , mais qu'on puisse promptement défaire. A défaut de cette précaution , les soldats sont exposés à des chutes dangereuses , ou bien ils rendent les branle-bas très-longs , ne pouvant défaire les nœuds qui attachent leurs hamacs. Pendant la traversée , on doit consigner aux sous-officiers de service d'empêcher les soldats de rester dans les porte-haubans ; ceux qui craignent d'être obligés de mettre la main à la manœuvre , s'y trouvant presque toujours plus tranquilles que sur les gaillards , s'y endorment et risquent de tomber à la mer , même sans qu'on s'en aperçoive. Enfin , une tâche aussi difficile qu'essentielle à remplir , est celle d'empêcher les militaires de rester sans cesse dans les entre-ponts tant qu'ils sont exposés au froid dans les mers d'Europe ; et lorsqu'on est arrivé dans celle des tropiques, de les empêcher de demeurer nuit et jour sur le tillac où ils se couchent, ce qui est également contraire à leur santé.

C'est par les dispositions qu'on vient d'indiquer qu'on écartait les maladies des bâtimens négriers, qui étaient sans contredit ceux où l'on embarquait le plus grand nombre d'hommes pour leur faire faire une longue traversée. La propreté, l'exercice, la gaîté, un régime simple, et surtout l'action presque continuelle de l'air libre, constituaient les précautions par lesquelles on parvenait à garantir les Nègres qu'on transportait aux Antilles dans ces bâtimens, des épidémies que provoquait leur réunion dans un espace très-étroit ; ils demeuraient sur le pont tout le jour ; et tous les moyens possibles étaient employés pour les exercer et les distraire. Le lieu où ils couchaient était lavé aussitôt qu'ils le quittaient ; on n'y laissait aucun bagage, aucune couverture ou autre objet, d'où peuvent naître la malpropreté, la corruption et des exhalaisons délétères. Leur régime, qui se composait de riz, de végétaux et d'eau, contribuait à repousser les dispositions inflammatoires ; et l'on ne peut guère douter qu'outre l'effet salutaire des lotions fréquentes auxquelles on les obligeait, le défaut de vêtemens, et sur-tout de vêtemens de laine, conducteurs des virus contagieux, n'eussent une influence heureuse sur leur santé. Une partie de ces règles peuvent être appliquées avec quelques modifications aux militaires allant outre-mer. Elles ne diffèrent point essentiellement de celles qu'avait adoptées le général *Whitelock*, qui était estimé dans l'armée anglaise, pour l'ordre, la discipline et la propreté qu'il savait entretenir parmi les troupes embarquées.

Il est digne de rémarque qu'il n'existe aucune règle fixe pour déterminer d'une manière invariable , chez les diverses puissances maritimes de l'Europe , la place que doivent occuper dans une traversée les militaires embarqués sur des bâtimens de transports , où fréquemment les troupes sont entassées de la manière la plus funeste à leur santé. Les Anglais même n'ont point d'ordonnance à cet égard , quoiqu'ils aient une loi fixant le nombre d'esclaves que les navires négriers devaient contenir en raison de leur tonnage , et prescrivant que la hauteur des bâtimens ne serait pas de moins de cinq pieds entre les ponts , et l'espace en superficie de moins de huit pieds pour chaque individu. Dans une discussion qui eut lieu en 1798 , sur ce sujet dans le Parlement , le général Tarleton affirma que la mortalité des soldats anglais , à bord de transports allant aux Indes Occidentalé , était beaucoup plus grande que celle des nègres exportés d'Afrique.

§. IV. — *Du Débarquement.*

Les mesures que l'on doit prendre pour le débarquement des troupes diffèrent, selon les circonstances , qui souvent imposent la nécessité de ne pas faire tout ce que demandent les soins importans de la santé du soldat; mais dans l'hypothèse où l'on aurait le pouvoir de ne rien omettre , comme dans le cas de la prise de possession d'une colonie , ou dans les mouvemens des troupes ayant lieu aux Antilles pendant la paix ; il convient :

1.° D'éviter d'opérer le débarquement avant que les logemens soient faits , les fournitures prêtes , et les vivres distribués ; ce pourquoi les adjudans et les fourriers doivent être envoyés à l'avance , dès que les ordres ont été transmis aux autorités locales ;

2.º De débarquer les troupes au point du jour, afin de leur éviter, s'il est possible, l'action dangereuse du soleil au zénith, et de leur donner, pour prendre connaissance des choses qui leur sont nécessaires, l'étendue entière de la journée;

3.º D'employer, pour accélérer cette opération presque toujours lente et accompagnée de quelque désordre, non-seulement les embarcations des transports, mais encore celles de la côte qu'on désigne aux Antilles; sous le nom de Gros Bois et de Grandes Pirogues;

4º. D'ordonner aux soldats de joindre à leurs havre-sacs les hamacs qui leur ont servi pendant la traversée, et de prendre soin d'en faire préparer à terre un nombre égal, attendu qu'à bord, ils n'en ont qu'un pour deux hommes; faute de cette double précaution on a vu, il y a peu de temps, trois bataillons être réduits à coucher pendant plusieurs jours sur le sol nud de casernes en ruines, et pullulant d'insectes venimeux et dévorans;

5.º De faire transporter par des mulets, requis à l'avance, les sacs des soldats et leur bagage, dans le cas où en débarquant, les troupes seraient obligées de se mettre en marche pour quelque lieu distant;

6.º De tenir les troupes le moins long-temps possible sous les armes pendant les mouvemens ou les cérémonies qui ont lieu lors de l'installation d'un nouvel ordre de choses; d'éviter principalement qu'elles ne demeurent long-temps exposées à l'action des rayons du soleil, et sur-tout qu'elles ne soient mouillées par la pluie qui, par une décalorisation spontanée, produit la suppression de la transpiration et l'irruption des maladies aiguës et chroniques. Le docteur *Savaresi*, mon digne ami, considérait, ainsi que moi, comme l'une des causes qui contribuèrent à l'invasion de la fièvre jaune en 1803, la pluie diluviale qui surprit les troupes de la Martinique, au moment de leur débarquement, pour prendre possession de la colonie ;

7.º De faire observer, dès le premier moment du débarquement, tout ce que prescrivent les ordonnances des places, afin d'empêcher les militaires de se livrer à des excès que provoquent les privations qu'ils ont éprouvées pendant la traversée, et que rend très-funestes l'action du climat, dont ils éprouvent les premiers effets ;

8.º D'empêcher par tous les moyens possibles que dans les premiers temps de leur arrivée, les soldats ne boivent du tafia ; la violence de cette liqueur, de laquelle ils n'ont pas l'habitude, produisant une ivresse prompte et dangereuse ;

9.º De préférer transporter les troupes par mer aux différens postes qu'elles doivent occuper, plutôt que de leur faire faire des marches pénibles à travers le pays, avant qu'elle soient acclimatées.

10.º De tâcher, dans les premiers temps, d'empêcher les soldats de s'exposer inutilement à la grande chaleur du jour, sur-tout si l'on est dans l'hivernage ; mais d'éviter, si pour y parvenir on est obligé de les consigner dans les forts, de prolonger les ordres de consigne au-delà des heures où la chaleur est extrême. L'expérience ayant prouvé que beaucoup des militaires qu'on renferme ainsi, se livrent à des affections tristes non-moins funestes que l'abus qu'ils auraient pu faire de leur liberté.

C'est une mesure importante que de faire éviter aux militaires l'action brûlante des rayons du soleil, parceque quoiqu'il n'y ait point de danger, pour les personnes acclimatées, dans les éysipèles de la tête et du visage qui en résultent, ces mêmes affections favorisent dans les Européens nouvellement arrivés les désordres d'où naissent les fièvres pernicieuses. Dans quelques circonstances, cette action du soleil est si violente qu'elle suffit pour donner la mort subitement en causant une apoplexie. C'est ce qui arrivé parfois dans les marches; et l'auteur de cet essai a vu un capitaine du 82ᵉ régiment, qui se rendant du Port-Louis à la Pointe-à-Pitre, à travers les plaines calcaires de la grande terre de la Guadeloupe, tomba au milieu des soldats qu'il conduisait et expira à l'instant.

§. V. — *Des Garnisons des Antilles.*

Les principales garnisons des îles du Vent, sont les forteresses qui défendent leurs ports, et où l'on trouve réunies la plupart des choses nécessaires à l'établissement des troupes. Presque toutes leurs casernes sont de longs bâtimens dont l'intérieur ne forme souvent qu'une seule salle au rez-de-chaussée ; ils sont en bois et peu solides ; mais ils suffisent à leur destination puisqu'en cas de siège ils sont infailliblement détruits par les projectiles de l'ennemi, et que d'ailleurs on ne peut douter que, dans une contrée aussi humide que les Indes occidentales, il ne soit préférable de loger les soldats dans des maisons en bois plutôt que dans celles qui sont construites en pierres et dont les murs suintent sans cesse. On ne parle point ici des casemates, parce que, par leur extrême humidité et le défaut d'air et de jour, elles sont à peine habitables pendant les courts instans que durent les sièges des forteresses des Antilles. En 1809, lors du bombardement du Fort-Bourbon, ce n'était qu'avec beaucoup de peine qu'on parvenait à y faire rester les soldats qui n'étaient pas de service ; la plupart préférant s'exposer aux projectiles de l'ennemi, plutôt que de subir le supplice qu'on éprouvait dans les casemates par l'excès de la chaleur et l'espèce d'asphixie produite par les gaz non-respirables.

Si les citadelles présentent l'avantage très-grand de pouvoir maintenir, parmi les troupes qui les occupent, une discipline plus stricte et plus exacte que dans les casernes si-

tuées dans les villes ou même dans les campagnes, cet avantage est chèrement acheté dans la plupart des forteresses des
colonies de l'Archipel, par l'insalubrité de l'air qu'on y res-
pire. Construites sur les bords de la mer, dans le voisinage
des grands rentrans de la côte qui forment les ports, elles ont
toutes dans leurs environs des marais dont les exhalaisons
sont pestilentielles.

Dans les circonstances de la paix et de l'arrivée d'un
grand nombre de troupes non-acclimatées, il serait certainement à désirer qu'au lieu de les caserner dans les forteresses, on les fit baraquer dans quelques lieux élevés de
l'intérieur des îles, choisis judicieusement après un examen
attentif des officiers de santé et de l'état-major, et même
soumis à l'avance à quelque épreuve authentique. On sait
combien les qualités de l'air influent sur l'économie animale, principalement sur les dispositions inflammatoires
qu'éprouvent les Européens lors de leur arrivée aux Antilles.
La chaleur est alors non-seulement nuisible, mais il paraît
que si elle ne suffit pas seule pour déterminer l'invasion de
la fièvre jaune, elle est tout au moins l'une de ses causes nécessaires; tandis que l'air frais et pur des endroits élevés
est propre à la prévenir et peut-être à en arrêter les progrès.

L'expérience laisse si peu de doute aux habitans de la Ca-
roline, sur les heureux effets qu'on peut obtenir en éloi-
gnant des lieux ordinairement ravagés par la fièvre jaune
les personnes qui ne sont point acclimatées, qu'il est d'u-
sage à Charlestown d'envoyer les étrangers à qui l'on s'in-
téresse à l'île Sullivan, située seulement à sept milles de la
ville, mais où l'épidémie ne s'étend point, ce qu'on attribue
à la fraîcheur qu'y entretiennent les brises de la mer (1).

_____

(1) Voy. Voyage à l'ouest des monts Alleghaniens, par
M. Michaux, p. 4.

La haute température du climat des Antilles ne permet point d'attendre, au niveau de l'atlantique ou à une élévation médiocre, telle que celle à laquelle sont situées les villes de la côte, une fraîcheur suffisante uniquement produite par l'action de la brise. Pour obtenir le degré de fraîcheur qui conviendrait à la santé des troupes non-acclimatées, il faudrait joindre à l'action salubre des courans d'air du Nord-Est, le froid relatif qu'on éprouve sous la zône-torride à une certaine hauteur au-dessus du niveau de la mer ; à la Martinique, le Gros-Morne offre l'une des positions où ces deux avantages sont réunis. En 1802, le général Devrigny, commandant les troupes de la colonie, prit la résolution de les y baraquer ; mais plusieurs obstacles, qui tenaient moins à la nature des choses qu'à des intérêts personnels, s'opposèrent à son exécution. L'auteur de cet essai qui, comme chef d'état-major, avait dressé le projet adopté par le général, d'après une reconnaissance détaillée des lieux, ne tarda pas à être témoin des affreux ravages d'une épidémie dont vainement il avait voulu prévenir l'invasion.

Si l'opinion du médecin anglais *Davidson* est réellement fondée, on conçoit de quelle importance il est de caserner les troupes des Antilles dans des lieux assez élevés pour abaisser d'un certain nombre de degrés la température à laquelle on est soumis au niveau de la mer. Ce praticien avance que la chaleur suffit pour faire naître la fièvre jaune, et il fixe même le 24.ᵉ degré réaumurien, 86.ᵉ de *Farenhet*, comme celui auquel commencent la malignité et la contagion ; cette opinion est aussi celle du docteur *Clarke* qui a observé à la Dominique, les effets du climat des Indes occidentales (1).

_____

(1) *A treatise on the yellow fever*, by James Clarke, London 1797.

Un voyageur célèbre, dont on ne connaissait point l'ouvrage sur les États-Unis lorsque ceci fut écrit, loin de la patrie des sciences et au milieu des désastres des épidémies américaines, pense comme *Davidson* sur l'effet pernicieux de la chaleur des lieux bas, et l'influence bénigne des lieux élevés. Le fait qu'il rapporte, et dont il fut témoin en 1792 dans l'île de Corse, appuie ce qu'on a avancé plus haut. Tandis que tous les postes des côtes étaient attaqués par des fièvres pernicieuses, les forts de Vizavona et de Vivario en étaient non-seulement exempts; mais encore les soldats malades qu'on y envoyait, y recouvraient leur santé; ces forts, que M. de *Volney* visita, sont situées à 1100 toises au-dessus du niveau de la mer, aux deux extrémités d'une passe étroite qui s'ouvre dans la chaîne des montagnes; ils sont exposés sans cesse à un vent impétueux, et la plus grande chaleur qu'on y ressent, n'excède pas le 16.ᵉ ou 17.ᵉ degré du thermomètre de *Réaumur*, 68.ᵉ à 70.ᵉ de celui de *Fareinhet*.

On pourrait facilement citer une multitude de faits analogues qui ont eu lieu dans l'Archipel; on se bornera à un seul exemple. En 1794, le 16.ᵉ régiment d'infanterie Anglaise étant arrivé à la Jamaïque, il fut mis en garnison à Montego, ville située sur la côte et presqu'au niveau de la mer. Sur cinq cents hommes trois cents périrent dans l'année; les maladies qui les enlevèrent ne cessèrent leurs ravages que lorsque les restes du régiment eurent été cantonnés dans les montagnes à vingt milles du la côte, sur le site où gisait la vieille ville des Nègres-Marons. Cette heureuse expérience fit naître l'idée de construire des casernes en cet endroit; et bientôt après le 55.ᵉ régiment y ayant été stationné, on observa en 1806 qu'il ne perdit qu'un seul homme en six mois.

Les considérations qui naissent de ces faits doivent déterminer les mesures à prendre dans l'Archipel pour le logement des troupes ; indépendamment de celles qui sont d'usage en Europe, il en est plusieurs particulières aux Antilles dont l'omission pourrait, dans certaines circonstances, devenir très-importante.

1.° S'il est possible de ne pas caserner les troupes dans les citadelles, dont le séjour est à redouter pour elles, attendu leur situation mal-saine, on doit choisir, dans un site élevé, aéré, découvert et sur-tout loin des marécages, un emplacement propre à la construction d'un camp de baraques vastes et commodes, qu'il est facile de construire presque sans frais et très-promptement.

2.° Il est essentiel en déterminant la situation d'un camp, ou seulement les ouvertures des barraques qui le composent, d'observer la direction des vents dominans et la nature des terrains que leurs courans parcourent ; ces considérations importent à la salubrité des brises et à leur fraîcheur ; on obtient le dernier objet en dirigeant du nord au sud la plus grande longueur des corps-de-logis, et en ouvrant les fenêtres à l'orient et a l'occident.

3.° Malgré ces précautions salutaires, il est essentiel, et sur-tout pendant les vents du sud, de l'hivernage qui sont presque toujours marqués par l'invasion ou les progrès de la fièvre jaune et de la dysenterie, de faire faire dans les casernes, les baraques, les postes de la côte, les pavillons des officiers, etc., des fumigations qu'il convient de répéter plus ou moins fréquemment, selon les circonstances et indépendamment des branle-bas journaliers et de tous les moyens propres à aérer et nettoyer les bâtimens.

4.° L'usage des hamacs est trop économique pour qu'il soit abandonné ; il présente outre cet avantage celui de la commodité et encore celui, qu'on ne peut trop apprécier, de comporter que chaque soldat couche seul, ce qui diminue les chances de la propagation des maladies que l'abondance des émanations du corps humain rend si contagieuses entre les tropiques ; mais il en résulte aussi, sur-tout quand les soldats sont acclimatés et susceptibles de l'impression de la fraîcheur relative des nuits, de nombreux rhumatismes dont une simple toile ne peut défendre les militaires, et qu'on préviendrait facilement en leur distribuant des cou-vertures de coton qui seraient d'un usage particulièrement utile aux détachemens stationnés sur les hauteurs.

5.° Pendant la nuit, si l'excès de la chaleur ne permet pas de laisser les fenêtres des casernes entièrement fer-mées, ce qui est le plus prudent, quand les hommes n'y sont pas en trop grand nombre, il importe au moins de ne pas laisser ouvertes celles près desquelles les soldats sont cou-chés dans la crainte de les exposer à l'action immédiate d'un courant d'air qui suffit pour faire naître une foule de mala-dies par la suppression de la transpiration et la concentra-tion des forces vitales (1).

6.° On doit s'assurer que les militaires ne sortent pas la nuit de leurs casernes, et n'échappent pas par ce moyen à la surveillance de leurs chefs ; ils y sont d'autant plus portés que les nuits sont communément superbes entre les tropi-ques, et qu'on n'éprouve point alors l'abattement que la cha-leur produit pendant le jour.

7.° Il faut faire nettoyer, à la plus grande distance pos-sible, les terrains environnans les casernes, détruire les buis-

---

(1) Si, dans ce Mémoire, on n'a point appliqué à ce qu'on dit, de la transpiration, la nouvelle théorie qui résulte des expériences des chimistes français, c'est que l'ancienne doc-trine est beaucoup plus répandue, et que, quoique diamétrale-ment opposées l'une à l'autre, les précautions d'hygiène in-diquées par toutes les deux ne sont pas essentiellement diffé-rentes.

sons et déraciner les herbes qui favorisent les approches de la grande vipère Fer-de-lance (1) si redoutable dans les îles de la Martinique et de Sainte-Lucie.

8.° On doit veiller rigoureusement à la propreté et sur-tout à ce qu'il n'y ait point de matières excrémentielles sur la terre aux environs des casernes ; cette mesure est importante ainsi que celle de tenir les latrines éloignées et situées sous le vent. Le défaut de soin à cet égard, facilite les progrès des contagions et principalement des dysenteries. Une funeste expérience prouve que ces maladies meurtrières ne se communiquent pas seulement, comme plusieurs autres dont les miasmes ne se transmettent que par un contact intime ; mais bien qu'elles se gagnent sans attouchement comme le principe contagieux de la petite-vérole et de la peste, et que c'est sur-tout par les déjections des malades qu'elles se répandent.

9.° Les casernes doivent être balayées, arrosées, lavees et souvent blanchies à la chaux afin de prévenir la pullulation des insectes et autres animaux nuisibles (2). Parmi les

(1) *Vipera lanceolata* ; Lacep. *Trigonocephalus lanceolatus.* Opper.

(2) Au mois de décembre 1814, à l'époque de l'année la plus sèche et la plus froide, et par conséquent celle qui est la moins favorable aux insectes et aux animaux nuisibles de la Zône Torride, des déterminations spécifiques ont fait connaître, de la manière la plus positive, que les casernes du fort Royal de la Martinique étaient habitées au moment de l'établissement des troupes par sept espèces de punaises, deux espèces de puces, cinq espèces d'araignées, dont deux couvrent une surface de quatre à cinq pouces ; le Scorpion d'Amérique, *Scorpo Americanus* ; — la Scolopendre mordante. — *Scolopendra morsitans* ; le Pou de bois. *Thermes arboreum* ; — le Ravet. *Blatta Americana;* — deux espèces de Guêpes ;

plus désagréables sont les Chiques (1), espèce de puce presqu'imperceptible qui se loge dans la peau des doigts de pieds et qui les fait ulcérer si on néglige de l'ôter pendant long-temps. Un insecte encore plus petit et plus incommode parce qu'il échappe aux recherches les plus attentives, est une espèce d'*Acarus* qui, dans les temps secs, fourmille dans les savanes, et qu'on désigne à la Martinique sous le nom de bête-rouge; il tourmente les soldats qui ont manœuvré sur des terrains herbeux, et il produit en s'enfonçant dans la peau des démangeaisons si violentes, que ne pouvant y résister on se gratte jusqu'au sang, ce qui cause très-souvent des ulcérations qui finissent par devenir dangereuses.

Il faut faire enlever les Chiques, quand elles ont atteint un certain volume, par quelque personne adroite qui ne crève pas la pellicule où sont contenus leurs œufs ou leurs petits, sans quoi elles pullulent de nouveau dans le même endroit; on parvient aussi à les tuer avec de la cendre de tabac; mais quant aux bêtes-rouges, on ne peut appaiser la démangeaison qu'elles produisent qu'en se frottant les jambes avec du tafia ou du citron.

Le ver redoutable de Carthagène, connu sous le nom de Dragonneau (2), et dont la longueur est quelquefois de

---

l'Abeille perce-bois. — *Apis violacea;* le Cloporte. — *Oniscus asellus;* — la Mouche brûlante, — *Evania;* une espèce de Scolie; — le Criquet — *Acrydium;* plusieurs espèces de Scarabées, de Hannetons, de Dermestes, d'Acarus; deux espèces de Poux; la Moustique — *Culex irritans;* le Maringouin — *Culex pulicaris;* le Lépisme; la Forticule; trois espèces d'Anolys; *Lacerta mabouia; Lacertus cinereus minor;* Lacér. *Lacerta striata.* (N.) Une espèce de Chauve-Souris; deux espèces de Rats; etc., etc.

(1) *Pulex penetrans.* L.
(2) *Gordius medinensis.*

plusieurs pieds, n'est point indigène des Antilles, quoiqu'on y voie par fois des esclaves qui en sont attaqués ; ce sont ceux qui l'apportent d'Afrique dans la chair de leurs cuisses ou de leurs jambes, où il pénètre assez profondément pour qu'on ne puisse l'en retirer qu'avec beaucoup de peine et de douleur.

Les Européens, sur-tout quand ils arrivent dans l'Archipel, sont très-sensibles aux piqûres des Maringouins et des Moustiques ; il leur est impossible de reposer un instant soit pendant le jour, soit pendant la nuit, lorsqu'ils sont exposés aux atteintes de ces insectes qui sont innombrables dans les endroits marécageux ; ce tourment, qui excite vivement l'impatience, n'est peut-être pas sans danger pour les personnes acclimatées puisqu'il favorise les dispositions inflammatoires. Les officiers peuvent en être préservés au moyen de ces rideaux sans ouvertures, qu'on nomme moustiquaires, et dont les lits sont entièrement enveloppés ; mais comme la dépense ne peut en être faite pour les soldats, on délivrera ceux-ci des Maringouins et des Moustiques en faisant fermer les portes et les fenêtres des casernes un peu avant le coucher du soleil, et en laissant une seule ouverture vers laquelle ces insectes se dirigeront tous pour sortir, par un effet de l'instinct qui les attire vers la lumière.

La piqûre de certaines mouches, telles que la guêpe rouge (1), la guêpe maçonne (2), la mouche brûlante (3), le von-von ou abeille perce-bois (4), cause une violente

(1) *Vespa.*
(2) *Sphex.*
(3) *Evania.*
(4) *Apis violacea.*

douleur suivie de tuméfaction et d'une fièvre plus ou moins forte et plus ou moins prolongée, selon la constitution du sujet, la disposition pathologique de l'insecte qui a fait la blessure et la nature de la partie blessée. Ces mêmes circonstances semblent influer pareillement sur les résultats de la morsure du serpent fer-de-lance, et sur ceux de la piqûre que le scorpion fait avec l'aiguillon dont sa queue est armée, et la grande scolopendre ainsi que l'araignée aviculaire (1), avec les mandibules cornées et injectantes dont leur bouche est garnie.

Des embrocations d'huile, de l'alkali volatil, ou même seulement, à défaut d'autre chose, des lotions faites avec de l'urine, sont les remèdes dont on se sert aux Antilles pour la piqûre des insectes; il paraît que la quantité de venin que peuvent injecter ceux qu'on vient de désigner, n'est pas suffisante pour produire d'autre mal qu'un effet local et borné.

§. VI. — *Des Vivres des Troupes.*

La nature des alimens que les troupes reçoivent pour ration, seconde puissamment l'influence du climat; on ne peut douter qu'elle n'ait pour effet d'augmenter le nombre des maladies dysentériques, et de faire naître dans presque tous les individus un vice scorbutique dont la complication maligne aggrave la plupart des affections pathologiques et ajoute au danger des lésions des organes; les mêmes effets qui, pendant les voyages de long cours, résultent sur les vaisseaux de l'usage des salaisons dont les marins font leur principale nourriture, sont combattus, du moins dans ces

_____

(1) *Aranea avicularia.*

circonstances, par une foule de moyens préservatifs qui ont été indiqués pour les navigateurs, depuis les voyages de *Bougainville* et de *Cook*; mais aux Antilles ils se propagent parmi les troupes sans qu'on cherche à les prévenir, et c'est seulement lorsque les progrès de la maladie marquent son invétération, qu'on s'occupe d'une guérison que plusieurs causes puissantes rendent difficile et douteuse.

Les distributions de toute l'année se composent de bœuf et de lard salés, et même pendant la paix on donne rarement de la viande fraîche aux garnisons, malgré l'économie considérable que présenterait cette dernière fourniture dont le prix est infiniment plus bas. Parmi les motifs qui ont contribué à l'établissement de cet usage, il faut compter : 1.º les obstacles qui se sont toujours opposés jusqu'à présent à des communications régulières avec la Guyanne française, le Brésil et les colonies espagnoles de la Terre-Ferme, qui seuls peuvent approvisionner avantageusement la Marti-nique et la Guadeloupe du bétail nécessaire à la consomma-tion de ces deux îles ; 2.º le besoin de consommer les ap-provisionnemens de siège des forteresses de ces deux colo-nies, qu'il faut fréquemment renouveler à cause de la dé-térioration qu'ils éprouvent rapidement; 3.º et enfin la faci-lité plus grande que présente aux opérations administratives ce genre d'approvisionnement.

De grands pâturages, qu'on pourrait accroître encore, offrent cependant à la Martinique et à la Guadeloupe, les moyens de former, dans l'intérieur de ces îles, des établis-semens tels que les anciennes hattes de Saint-Domingue ; ils fourniraient aux besoins de la consommation des troupes et des escadres, et l'on ne peut douter que si la surveil-lance de cette entreprise était confiée à un administrateur qui réunit aux connaissances des localités cette activité qu'on conserve si rarement sous la zone torride, on ne dût attendre de son prompt succès une amélioration dans le régime intérieur des troupes des colonies.

A la Martinique pendant la dernière guerre, par le défaut de cette mesure, les soldats étaient obligés de troquer les vivres salées qu'on leur distribuait, contre des légumes, du poisson ou de la viande fraîche d'un bas prix. La conviction des suites funestes que produit l'usage continuel des salaisons étant fondé sur des exemples journaliers, les chefs des corps ne pouvaient se refuser à tolérer ou même à autoriser cet échange, tout désavantageux qu'il fût au soldat, sur qui gagnaient toujours sans modération ceux chargés de cette espèce de trafic.

C'est également par le desir de diminuer les inconvéniens graves qui résultent, dans les climats chauds, d'une longue consommation d'alimens salés, qu'on laissait les militaires faire des jardins autour de leurs casernes et dans quelques parties des fortifications, telles que les glacis et les fossés. La rigueur des ordonnances des places à ce sujet devient sans motif dans son application aux forteresses des Antilles où la vigueur de la végétation est telle que, malgré des coupes annuelles, un épais taillis de plantes fructescentes et sarmenteuses couvre tous les ouvrages et ne peut guère disparaître que par les soins assidus des soldats, dont les plantations sont beaucoup moins nuisibles, lorsque sur-tout elles ne sont point environnées de clôtures.

Les secours que ces jardins fournissaient aux compagnies étaient très-précieux ; et si, comme le réclame le maintien de la discipline, on défend aux corps de troupes coloniales de travailler dans les villes et dans les campagnes, on ne pourra parvenir à l'amélioration qu'exige dans la nourriture du soldat le défaut de vivres frais, qu'en allouant aux régimens, et en divisant par compagnie, quelque terrain dont la culture supplée aux ressources qu'ils tirent de ces permissions également dangereuses pour l'armée et pour la colonie.

A la Martinique, les hauteurs qui environnent la base des pitons du Carbet, offriraient des terrains incultes et fertiles qu'on pourrait assigner utilement aux militaires de la garnison de cette colonie ; il serait très-avantageux qu'ils y fissent des plantations de riz de montagnes ; cette plante dont la culture s'est introduite dans nos îles depuis un petit nombre d'années, y prospère dans les terres hautes qui bordent la lisière des bois ; mais sa multiplication est bornée, parce qu'on ne fait point d'exportation de ses produits, et que les nègres, ainsi que les colons eux-mêmes, préfèrent à l'aliment qu'elle leur donne, les racines charnues de la patate douce, de l'igname et du manioc qu'une longue habitude leur fait trouver meilleurs. On ne peut douter pourtant que l'usage du riz indigène ne soit préférable à celui de la farine qu'on retire du dernier de ces végétaux, sur-tout pour les troupes européennes quand la disette oblige à les nourrir avec des vivres du pays. Pendant la guerre, lorsque la possibilité d'un blocus fait craindre cet évènement jusqu'ici toujours funeste à la santé des soldats, ce serait une mesure sage et prévoyante que de leur faire former pour eux-mêmes dans les montagnes, des plantations de riz qui préviendraient la fâcheuse nécessité de les alimenter avec de la farine de manioc.

L'effet nécessaire de la qualité souvent médiocre ou mauvaise des salaisons données aux militaires pour ration, est de changer la manière de vivre qui est adoptée en Europe par les armées françaises. Dans l'impossibilité de faire de la soupe avec le bœuf ou le lard salé qu'ils reçoivent, et que la chaleur du climat, jointe à l'humidité, détériore presque toujours dans les magasins, ils prennent les habitudes du pays et se nourrissent comme les gens de cou-

leur, de cette multitude de racines tubéreuses par lesquelles
la nature remplace, sous la zone torride, les graminées fa-
rinifères de nos climats. Les plus communes sont : l'igname,
la patate douce, la pomme de terre, le chou caraïbe, le
topinambour, le manioc et l'artichaut de Jérusalem (1). On
sait que les racines du manioc, qu'on dessèche par l'action
du feu, après en avoir ôté par la pression un suc lactescent
et vénéneux, sont réduites en farine et servent de nourriture
aux nègres et à beaucoup de colons. Lors du blocus de 1808,
on fut forcé par la disette de remplacer presqu'entièrement
la ration de pain des troupes de la Martinique, par cette
espèce de farine, et cette nécessité eut l'effet le plus fatal sur
le très-grand nombre de soldats, qu'une mauvaise nourriture et l'action dévorante du climat avaient jetés dans une
sorte d'étisie.

Parmi les alimens du pays auxquels s'habituent les militaires, sont plusieurs espèces de crabes qu'ils achètent dans
les marchés, ou que souvent ils prennent eux-mêmes sur les
bords de la mer ou dans les ravins. Ces crustacées, ainsi que
les poissons que l'on pêche dans quelques parages autour des
îles, deviennent parfois une nourriture dangereuse et dont
l'usage est suivi des symptômes que produisent les poisons végétaux. On reconnaît, dit-on, dans ceux de ces animaux
qui sont suspects, l'existence de cette propriété vénéneuse
par la couleur noire que prend une pièce d'argent qu'on
jette dans l'eau pendant leur cuisson, mais il n'est pas prudent de se fier beaucoup à cette épreuve.

---

(1) L'Igname, *Dioscorea sativa*, L. — La Patate douce,
Convolvulus battatas. — La Pomme de terre, *Solanum tu-
berosum*. — Le Chou-Caraïbe, *Arum Sagitifolium*. (Genre
calladium de Persoon.) — Le Topinambour, *Curcuma Americana*. — Le Manioc, *Jatropha Manihot*. — L'Artichaut de
Jérusalem, *Helianthus tuberosus*, etc., etc.

En général, quoiqu'aux Antilles la nourriture ne soit pas aussi substantielle qu'en Europe, on y mange moins que dans les pays froids. On n'éprouve jamais, ou presque jamais, l'appétit sous la forme d'un desir; il se réduit à un besoin dont on est averti par des défaillances et même des douleurs d'estomac. On peut assigner, pour causes de ces phénomènes, la direction des forces vitales qui sont constamment appelées au-dehors par l'action de la chaleur sur le corps humain, ce qui ne laisse que peu d'énergie à l'organe intérieur; tandis que chez les peuples du nord la concentration des forces vitales produit dans le système digestif une aptitude et une activité très-grandes. L'inertie de l'estomac rend très-nécessaire aux Antilles que les alimens soient réglés, médiocrement abondans et sur-tout d'une digestion facile. C'est principalement pendant la crise dangereuse de l'acclimatement, que la modération dans la quantité des alimens est rigoureusement indispensable; une abstinence rigide est peut-être l'un des meilleurs préservatifs contre les suites des indispositions menaçantes auxquelles les Européens sont sujets; et parmi les causes qui provoquent l'invasion de la fièvre jaune, on doit compter les repas longs et abondans que les colons donnent aux personnes nouvellement arrivées, et qui presque toujours n'ont lieu qu'après des courses à cheval par des chemins très-pénibles et sous un soleil brûlant.

C'est une précaution utile que de mettre les militaires en garde contre le goût pour le fruits qu'ont presque tous les jeunes gens; ces alimens leur plaisent par la nouveauté de leur saveur, par leurs qualités acides et rafraichissantes, et sur-tout par le prix et la réputation qu'ils ont en Europe; mais l'excès qu'on en fait, ou même seulement l'usage fréquent, diminue l'activité des sucs gastriques, favorise l'atonie des organes digestifs, et provoque l'invasion des fièvres les

mittentes et intermittentes. On sait que les acides végétaux
sont assez puissans pour dissoudre le tissu membraneux des
animaux, et que cet effet a lieu même pendant la vie ; ce
qui explique l'amaigrissement des personnes qui font un
abus de l'usage des acides ou des substances qui les contiennent.

On peut user sans crainte des fruits où le principe muqueux et sucré domine principalement ; et tels sont ceux du
bananier, du figuier banane, du sapotilier, du cachiment,
du cachiment morveux, du cherimolia, de la pomme canelle, du corossol, et généralement de tous les Anones (1).
La barbadine et la pomme de liane, de la famille des Cucur-
bitacées, sont rafraîchissantes et d'un goût agréable (2). Les
Térébinthacées fournissent des fruits sains et abondans, dans
ceux de l'acajou, du monbin, du manguier et du pommier
de Cythère (3). Il faut user sobrement des Hespéridées, dont
on fait dans l'Archipel un grand abus, soit en mangeant
leurs fruits après le repas, soit en faisant des limonades ou
des orangeades débilitantes et dangereuse s (4). Les fruits

----

(1) Le Bananier, *Musa paradisiaca*. — La Figue banane,
M. Sapientium. — Le Sapotilier, *Achras Sapota*. — Le
Cachiment, *Anona Reticulata*. — Le Cachiment morveux,
A. Mucosa. — Le Cherimolia, *A. Cherimolia*. — La Pomme
canelle, *A. Squamosa*. — Le Corossol, *A. Muricata*.

(2) La Barbadine, *Passiflora quadrangularis*. — La Pomme
de Liane, *Passiflora Laurifolia*.

(3) L'Acajou, *Anacardium Occidentale*. — Le Monbin,
Spondias Monbin. — La Pomme Cythère, *S. Cytherea*. —
Le Manguier, *Mangifera indica*.

(4) Les Hespéridées des Antilles sont : Le Citronier, *Citrus
Medica*. — L'Oranger, *C. Aurantium*. — La Chadeck,
C. Decumanus. — Le Limonier, *Limonia acidissima*. — Le
Limonier nain, *L. Trifoliata*.

du cocotier, de l'amandier, du pistachier souterrain, ainsi que les graines du gigiri (1), où un principe oléagineux est combiné avec la fécule, sont d'une digestion pénible pour les estomacs délicats ou affaiblis. Le groseiller et la pomme-raquette (2), le châteignier du Malabar et l'arbre à pain (3), donnent des fruits qu'on peut manger sans appréhension ; mais il n'en est pas ainsi de ceux du carambolier aigre, du tamarin, du cerisier, du karata, et sur-tout de l'ananas (4) ; on doit compter l'acide contenu dans le dernier comme le plus violent de ceux qui se forment dans les fruits des Antilles. On sait qu'avant sa parfaite maturité l'ananas fait saigner les gencives, et qu'il oxide le fer profondément et avec rapidité.

Les boissons dont usent les militaires doivent attirer également l'attention des officiers qui desirent ne négliger aucun de leurs devoirs. Dans les forteresses ce sont d'immenses citernes qui fournissent aux besoins des garnisons ; elles n'exigent que quelques soins journaliers et une économie prévoyante ; mais, dans les postes de la côte et dans les cantonnemens éloignés, il est essentiel de veiller à ce que la qualité des eaux que boivent les soldats n'ait aucune propriété malfaisante ; cette surveillance est indispensable aux

(1) Le Cocotier, *Cocos nucifera.* — L'Amandier, *Terminalia catappa.* — Le Pistachier, *Arachis hypogea.* — Le Gigiri, *Sesamum Orientale.*

(2) Le Groseiller, *Cactus pereskia.* — La Raquette, *C. Opuntia.*

(3) Le Châteignier du Malabar et l'Arbre à pain, *Artocarpus incisa* — Variétés, A. et B.

(4) Le Carambolier aigre, *Averrhoa acida.* — Le Tamarin, *Tamarindus indica.* — Le Cerisier, *Malpighia punicifolia.* — Le Karata, *Bromelia Karata.* — L'Ananas, *B. Ananas.*

Antilles, où les rivières chargées des débris infusés des végétaux coulent sous des ombrages qui les privent de l'action utile de la lumière. Elle ne l'est pas moins, quand l'eau que consomment les troupes provient de ces mares stagnantes, qu'on trouve particulièrement dans les îles calcaires de l'Archipel, et dans les quartiers de la Martinique et de la Guadeloupe, où le sol est de la même nature. Si les détachemens ne sont que temporaires, on peut sans peine diminuer la qualité malfaisante des eaux de rivières, en y mêlant, dans une faible proportion, du vinaigre, ou bien mieux encore du tafia ou du rhum, ou en les battant à l'air libre, ou en y plongeant un fer rouge, comme on le fait à Batavia, suivant *Thunberg* (t. II, p. 206); mais, dans le cas où les postes sont fixes, un officier actif et intelligent peut installer facilement un filtre à charbon, ou bien faire recueillir l'eau des pluies, sans avoir besoin de citerne ni de tuyaux, et en se servant d'excavations dans les laves, et de ces bambous que leur forme rend propres à servir de gouttières.

Dans les citadelles il est avantageux d'établir des cantines : 1.º parce qu'on est à même d'y faire obtenir aux militaires à un juste prix ce qui leur est vendu ailleurs beaucoup plus cher; 2.º parce qu'on peut exercer une plus grande surveillance sur ces lieux que sur les cabarets situés au-dehors; 3.º parce qu'on peut veiller efficacement à ce que les liqueurs spiritueuses qu'y boivent les militaires ne soient pas falsifiées ou altérées, et n'aient pas conséquemment des effets nuisibles sur leur santé. Mais il est à redouter, comme étant au détriment du militaire, et d'un exemple scandaleux fatal à la discipline, que le privilège de tenir des cantines ne soit vendu, et que même il ne soit rendu exclusif, afin d'augmenter la valeur de sa vente; un chef intègre fera adjuger publiquement au rabais, les cantines des forteresses , et fera nommer pour les surveiller un certain nombre de militaires pris dans tous les rangs et au choix des consommateurs. Ce sont peut-être les seuls moyens de prévenir des abus funestes et des soupçons injurieux.

Au surplus , s'il est dangereux pour des soldats non-acclimatés de boire des liqueurs spiritueuses ; ces mêmes boissons, prises en petite quantité , sont utiles à leur santé , quand ayant contracté l'habitude du climat ils sont devenus moins susceptibles de maladies inflammatoires, que de celles provenant de l'atonie et de la débilté des organes. L'exemple des habitans de la Hollande et des États-Unis prouve que dans tous les pays humides l'usage modéré des liqueurs spiritueuses s'oppose avec succès aux fièvres intermittentes ; et lorsqu'à la Martinique on est forcé de stationner des troupes dans des lieux , où , comme au Robert , ces maladies sont endémiques, ce serait une mesure d'économie et d'humanité que de faire faire aux soldats des distributions de vin , ou tout au moins de rhum , par lesquelles on préviendrait la mort d'un très-grand nombre , et les dépenses immenses que coûte dans les hôpitaux la guérison douteuse de beaucoup d'autres.

§. VII. — *De la Marche des Troupes.*

Les circonstances qui , dans l'Archipel, tendent à altérer la santé des troupes , sont bien plus nombreuses encore pendant les marches que dans les garnisons ; et ce n'est que par des soins attentifs et vigilans qu'on peut avoir l'espoir de préserver les militaires du danger de leur action. L'atonie dont une atmosphère humide et brûlante frappe tous les organes, et principalement le système musculaire , ne permet point d'attendre du soldat des marches aussi longues et aussi rapides que dans les pays froids, sur-tout s'il n'a pas encore contracté l'habitude du climat. Dans les commencemens de son séjour aux Indes Occidentales, l'Européen éprouve une telle prostration de forces, que souvent un trajet de quelques centaines de toises suffit pour l'accabler de la fatigue la plus violente. Il est vrai que cette inaptitude aux exercices du corps diminue dans la suite, mais elle ne cesse jamais au point que l'homme vigoureux et bien portant puisse exécuter sans un danger éminent ce qu'il faisait sans effort sous la zone tempérée.

Indépendamment des précautions qu'indiquent les localités, il faut généralement, lors des mouvemens des troupes,

1.º Substituer autant que possible les trajets par mer aux marches à travers le pays, nonobstant la répugnance que les soldats ont presque toujours à s'embarquer, et les dépenses que cette opération cause souvent aux régimens, par la perte des armes et les avaries des effets d'habillement et d'équipement;

2.º Dans le cas où ce moyen ne peut être employé, faire marcher les troupes le matin, le soir ou pendant la nuit, mais jamais, ou du moins le plus rarement possible, pendant les heures de la journée où le soleil est très-élevé sur l'horizon;

3.º Fixer la longueur des marches d'après l'habitude plus ou moins grande que les troupes ont déjà du climat, en évitant qu'elles soient jamais aussi fortes qu'en Europe, et en multipliant les haltes;

4.º Porter une extrême attention quand on arrête les troupes, à ce qu'elles ne soient pas exposées directement et immédiatement à l'action du vent, sur-tout si la marche a été fatigante ou si elle a eu lieu au soleil. Le sol boisé et très-accidenté des Antilles volcaniques permet toujours de choisir pour les haltes des endroits abrités;

5.º Empêcher, s'il se peut, les militaires de mouiller leurs vêtemens aux passages si fréquens des rivières et des ravins, et sur-tout d'étancher leur soif en buvant dans le courant même des eaux au lieu de remplir leurs bidons. On risque dans une seule marche à perdre plusieurs soldats par le défaut de surveillance à cet égard (1);

6.º Faire faire des bidons en bois au lieu de fer-blanc, qu'on emploie communément, et qui se laisse trop facilement pénétrer par la chaleur solaire;

7.º Faire transporter les bagages par des mulets, et ne

------

(1) A Ceylan et dans les établissemens de l'Inde, quand les troupes anglaises sont en marche, des nègres attachés aux divisions, les suivent et parcourent la ligne pour donner de l'eau aux soldats altérés.

V. *Account of Ceylan*, by Percival. London, 1803.

Afin de prévenir les effets de la fraîcheur de l'eau, les médecins anglais, consultés à ce sujet, ont indiqué, dans le cas où les soldats en route ne pourraient pas s'en abstenir, pendant que leur corps est chaud et la transpiration considérable, de leur faire se laver les mains et la figure avec l'eau froide avant que d'en boire. Si cette précaution a été négligée et qu'il soit survenu des crampes ou convulsion, il faut, disent-ils, donner immédiatement une cuiller à café de laudanum, dans un verre de liqueur spiritueuse mêlée avec de l'eau; on doit répéter la dose toutes les demi-heures. Il faut appliquer en même-temps des fomentations de ce mélange sur l'estomac et le ventre en couvrant le corps avec une couverture, ou bien en le plongeant dans un bain chaud, s'il est possible de s'en procurer un immédiatement. Si les douleurs persistent, il faut injecter dans les entrailles un mélange d'eau et de liqueur spiritueuse dans la proportion d'un tiers de la dernière.

point souffrir que les soldats se chargent imprudemment de leurs effets, dont le poids, quelque léger qu'il soit, excède la force que laisse une marche un peu longue ;

8.° Faire porter aux soldats leurs hamacs dans tous les mouvemens de troupes qui ont lieu, attendu que les Antilles n'offrent point comme l'Europe les moyens de coucher les militaires chez les habitans des campagnes, soit dans des lits, soit même sur de la paille, la terre étant toujours imprégnée d'une humidité très-malfaisante, qui ajoute aux dangers dont les soldats seraient menacés par les serpens de la Martinique et Sainte-Lucie, si on les laissait coucher sur le sol dans les campagnes ;

9.° Dans les marches des troupes préférer les bâtimens des sucreries, qu'on nomme cases à bagasses, aux autres usines qui pourraient être propres au logement des militaires, mais qui, étant construits en pierres, sont presque toujours humides, et d'ailleurs mal aérés ;

10.° Avant que d'établir les troupes dans les bâtimens des sucreries, où elles doivent être cantonnées, examiner avec soin et précautions les endroits obscurs et retirés, les trous faits par les rats ou les crabes, et les intervalles entre les pièces de bois de la toiture, où se blotissent fréquemment à Sainte-Lucie et à la Martinique les vipères fer de lance, par la morsure desquelles une compagnie peut perdre plusieurs hommes dans la même nuit ;

11.° Dans les mouvemens de cavalerie, prendre pour les chevaux les précautions indiquées pour empêcher les hommes d'éprouver les effets funestes de l'action du vent après une course fatigante. Faute d'attention à cet égard, il arrive assez fréquemment qu'un froid subit donne aux chevaux le tétanos et la mort. L'ombre épaisse et les émanations de quelques arbres produisent, dit-on, le même effet ; et un ordre général donné dans les établissemens de l'Inde aux troupes anglaises, défend de mettre les chevaux au piquet sous les tamariniers (1);

12.° Prévenir par l'usage du suspensoir les accidens très-graves que les cavaliers éprouvent par une suite naturelle des effets du climat, qui frappe d'atonie toutes les parties du corps, et notamment celles dont la susceptibilité est la plus grande.

§. VIII. — *De la Discipline intérieure.*

L'expérience ayant démontré que, toutes choses égales d'ailleurs, les corps les mieux disciplinés sont ceux qui éprouvent annuellement la moindre perte ; l'habitude d'une discipline exacte est encore, s'il est possible, plus rigoureusement nécessaire dans les Indes Occidentales qu'en Europe ; mais elle y est d'autant plus difficile à maintenir que plusieurs causes puissantes concourent à la détruire avec une activité singulière. La première est sans contredit cette asthénie tropicale qui produit, avec la paresse du corps et de l'esprit, un relâchement étrange dans l'exercice de tous les devoirs ; elle est secondée dans ses malheureux effets par ce projet qu'ont trop communément ceux qui passent aux Antilles, de faire fortune, ce qui est difficilement compatible avec la profession militaire, ses devoirs, et la probité rigoureuse qui est l'une de ses premières vertus. L'éloignement des autorités surveillantes de la métropole donne aux concussionnaires une hardiesse singulière ; et il n'est pas sans exemple qu'on se soit fait scandaleusement un revenu de la vente publique des permissions qu'on accordait aux soldats, de travailler dans les villes et les campagnes.

(1) Le Tamarinier, *Tamarindus indica*, Linn.

Rien n'est plus fatal à la discipline et même aux individus que ces sortes de permissions ; les militaires à qui on les
donne meurent ordinairement des suites des fatigues auxquelles ils s'exposent, ou deviennent suffisamment riches
pour desirer d'abandonner leurs régimens et bientôt en
trouver l'occasion.

De fréquens changemens de garnison contribueraient au
maintien de la discipline ; mais ce moyen n'est pas sans
danger pour la santé des troupes, soit qu'il résulte des localités quelques différences dans la constitution atmosphérique, soit peut-être plutôt que dans les marches et les changemens de quartiers les soldats trouvent une plus grande
facilité de se livrer à des excès, ou qu'ils soient exposés
plus immédiatement à des causes funestes qui échappent à
la surveillance des chefs.

Les casernes éloignées des villes ont à cet égard quelque
avantage : les liaisons des soldats avec les gens de couleur
qui y résident sont alors moins fréquentes et moins intimes ;
et les ordres qu'on donne à ce sujet sont d'une exécution
moins difficile ; mais si la distance des quartiers n'est que
peu considérable, elle n'obvie à rien, et il en résulte, au
contraire, un inconvénient très-grave : les militaires allant
et revenant sans cesse pendant la plus grande chaleur du
jour, ils s'exposent plus souvent aux causes premières des
maladies tropicales. D'un autre côté, il est presque toujours
d'une fausse prudence de consigner les troupes dans les
forts : les militaires les plus adroits, qui sont ceux assez ordinairement dont la conduite est la moins régulière, trouvent indubitablement quelques moyens d'éluder ou de tromper la surveillance la plus active ; et les autres éprouvent
par cet ordre des affections tristes et dangereuses déja trop
communes parmi les jeunes gens atteints presque tous du
regret d'être loin de leur patrie.

Des considérations non-moins importantes ne permettent pas d'infliger sans modifications les punitions que les ordonnances prononcent contre les fautes de discipline. Les salles de police et les prisons des citadelles, sont éminemment dangereuses pour la santé des soldats; et de 1803 à 1809 on s'abstint à la Martinique de mettre aucun homme au cachot.

Ce n'est point par la prison que, sous la zone torride, il faut punir les militaires ; le séjour des salles de police est fatal à leur santé et favorise la paresse et l'indolence que le climat fait naître ; c'est le travail et non le repos qui entre les tropiques est pénible à l'homme, et c'est par lui seul qu'il convient aux Antilles de punir les fautes de discipline. Les corvées qu'on peut faire faire dans l'intérieur des citadelles, auraient l'avantage de punir les militaires sans altérer leur santé et sans leur faire perdre cette activité contre laquelle tout conspire dans les pays chauds.

En 1803 à la Martinique, les chefs de l'armée et des corps étaient si persuadés que les punitions qu'on infligeait étaient d'un effet nul ou dangereux, que dans les cas de récidive, on envoyait les coupables à l'Ilet aux ramiers : ils y étaient consignés et employés aux travaux du fort que sa situation sur un rocher isolé et élevé de 120 pieds au-dessus du niveau de la mer, rend vraiment propre à cet usage.

Le service journalier des troupes et leur instruction sont également soumis à quelques changemens qui ont tous pour objet d'éviter que les soldats soient exposés le moins souvent possible à l'action des agens d'où résultent la plupart des maladies des Antilles. Les gardes montantes défilent deux heures avant le lever du soleil, et pendant les pluies diluviales de l'hivernage, on tâche de les envoyer à leurs postes dans l'intervalle d'un grain à l'autre. Il serait peut-être préférable d'imiter l'usage des troupes espagnoles en garnison aux Canaries, qui ne relèvent leurs gardes que le soir, afin que les soldats soient plus frais et plus dispos au moment où ils vont commencer le service de nuit.

Pendant les mois d'avril, mai, juin, juillet, août et septembre, l'union de la chaleur et de l'humidité affaiblissant singulièrement les Européens, il est prudent de diminuer la longueur des factions, sur-tout quand les soldats ne sont pas acclimatés ; dans tous les temps, même en faisant manœuvrer les troupes le matin, on ne peut guère prolonger les exercices au-delà d'une heure et demie, y compris deux repos, sans risquer à fatiguer les militaires d'une manière dangereuse. Il arrive fréquemment que dans les grandes revues, où les troupes restent quelquefois sous les armes plus long-temps, les soldats les plus robustes tombent de faiblesse dans les rangs. Cet accident, effrayant pour ceux qui ne sont pas encore familiarisés avec les effets du climat, a lieu sur-tout lors des cérémonies religieuses, dans les églises que remplit la foule et dont l'air est également impur et brûlant. C'est une consigne essentielle à donner aux chefs de poste et aux adjudans de place que celle de faire relever sur-le-champ les hommes qui tombent malade étant de garde ou de tout autre service ; car si le premier moment de l'invasion des maladies tropicales n'est pas celui de l'administration des remèdes, tous les secours de l'art restent sans puissance.

Il est d'une extrême importance de ne pas laisser mouiller les troupes par la pluie, et l'on ne doit pas balancer, pour les en préserver, à braver les opinions entretenues en Europe. Le danger qui résulte aux Antilles, comme en Égypte, de conserver sur soi des habits mouillés, fait fournir aux gardes des capotes épaises qui peuvent bien empêcher les habits d'être traversés par un grain, mais non par une ondée de l'hivernage. Les officiers anglais emploient générale-

5

ment dans les Indes occidentales un moyen plus efficace, mais que la prévention fait rejeter par les militaires français : c'est l'usage des parapluies qui nous semble si ridicule, qu'il n'est presque personne qu'on voie se déterminer à l'adopter, malgré les conséquences souvent funestes du mépris qu'on fait de cette précaution.

Les habits de toile, qui sont pénétrés bien plus promptement que ceux de drap par la pluie, la sueur et le calorique de l'atmosphère et du corps humain, sont d'un usage moins salutaire que ceux-ci, sur-tout dans les temps pluvieux. Il suffit pour les imbiber du flux de la transpiration que provoque, dans l'hivernage, un exercice même modéré ; et rien n'est plus dangereux que d'être exposé dans cet état à l'action d'un courant d'air vif, frais et rapide qui cause instantanément une déperdition considérable de la chaleur acquise. Les chefs de corps attentifs à la santé du soldat, ne négligeront jamais de veiller, du moins autant que possible, à éviter de placer les troupes dans cette situation. Ils tâcheront que dans les haltes qui suivent les marches ou dans les repos qui entrecoupent les manœuvres, les militaires ne soient pas exposés à l'action de la brise de l'est, sur-tout sur les lieux élevés ; si les casernes sont ouvertes dans la direction du vent, ils ordonneront que les fenêtres soient fermées, quand au retour d'un exercice ou d'une corvée fatigante les militaires couverts de sueur rentreront dans leurs quartiers. Lors du passage des rivières, que, dans tout l'Archipel, il faut traverser à gué, ils empêcheront, s'il se peut, les soldats de mouiller leurs habits : ce à quoi ils réussiront dans la saison sèche où la profondeur des torrens qui n'est que de 2 à 3 pieds, est diminuée de moitié par des blocs de laves, et principalement si les pantalons des soldats sont assez larges pour être relevés.

Pendant l'hivernage où la terre est à tout moment inon-

dée par les pluies, les souliers les plus forts ne peuvent
garantir les pieds d'être mouillés; et il serait utile, lorsque
les régimens sont à poste fixe, de faire faire dans leurs
ateliers des socques ou souliers à semelles de bois qui join-
draient à l'avantage d'une grande économie, celui d'empêcher les soldats d'être sans cesse dans une humidité très-
mal-saine.

Il est d'autres mesures que les localités indiquent ou dont
elles font une nécessité : en général on doit observer les
usages du pays qui sont presque toujours fondés sur l'expérience; tel est celui des habitans des quartiers marécageux
de la Martinique et de la Guadeloupe, qui, à l'exemple des
Hollandais de la Guyane, prennent en se levant une tasse
de café sans lait et sans sucre, et qui par l'infusion de cette
Rubiacée, dont le principe amer semble analogue à celui du
quinquina, préviennent l'invasion des fièvres intermittentes.
Tel est encore l'usage de prendre du punch, ou mieux encore une petite quantité de liqueur spiritueuse, quand on a
fait quelque exercice violent, afin de ramener vers l'épigastre, par une excitation interne, les forces divergeantes, et
de diminuer par cet effet la chaleur brûlante de la peau,
la rapidité du pouls et de la circulation, et d'arrêter le flux
débilitant de la transpiration.

Une indication naturelle porte les soldats à suivre la plupart de ces usages qui sont favorables à leur santé; et les
chefs n'ont à cet égard que le devoir d'en faciliter l'introduction; mais cependant, comme des habitudes pernicieuses
pourraient également par ce moyen se glisser parmi les troupes, il convient que les règles qui ont pour but la conservation
de la santé du soldat soient soumises à un comité de santé
chargé d'examiner et de rédiger les instructions qui sont
jugées utiles et nécessaires. La formation d'un conseil chargé de ces soins importans et dans lequel les chefs de corps,

ceux de l'état·major général et de l'administration concour-
raient au même but que les principaux officiers du service
de santé, est indispensable aux Antilles pour prévenir de
fausses mesures sanitaires et des règles d'hygiène dangereuses, suggérées par une ignorance présomptueuse et funeste. Tel fut l'esprit dans lequel on a vu prescrire le bain à
jour et à heure fixes, à un corps de troupes tout entier;
comme s'il était possible, dans un climat où l'organe cutané
est le siège principal des affections pathologiques, et où
conséquemment le bain est une prescription salutaire ou
fatale, mais toujours éminemment importante, d'ordonner
plutôt de baigner un régiment en masse que de le purger ou
de le saigner.

Parmi les instructions journalières dont le défaut cause
de nombreux accidens toutes les fois que les troupes arrivent d'Europe aux Antilles, sont celles qu'on devrait répandre par le moyen des ordres du jour pour prévenir les im-
prudences des militaires et les éclairer sur les effets fâcheux
du climat ou de ses productions. Il importe de ne pas
omettre de donner avis aux soldats des propriétés dangereuses de certaines plantes, et sur-tout de celles dont ni
l'aspect ni l'odeur n'annoncent les qualités vénéneuses.
Tels sont les fruits du Sablier (1), arbre qui porte des cap-
sules orbiculaires formées par la réunion de semences res-
semblant à des amandes, et causant, lorsqu'on les mange,
des vomissemens violens et peut-être mortels si on n'appor-
tait un prompt secours. Tel est sur-tout le Mancenilier (2),
arbre qui ceint une partie des plages des Antilles, et qui
s'offrant aux regards des Européens au moment de leur dé-

(1) Le Sablier, *Hura crepitans*. L.
(2) Le Mancenilier, *Hippomane mancanilla*. L.

barquement, les abuse quelquefois par la ressemblance de son
port, de son feuillage et de ses fruits avec ceux du pommier.
Toutes ses parties contiennent un suc propre, lactescent
qui paraît être, avec l'Upas de Java, le plus violent des poisons que fournit le règne végétal. Non-seulement on doit se
garder de se laisser tromper par l'espèce d'analogie que présentent les pommes produites par cet arbre, mais encore
on doit éviter de rester long-temps exposé à ses émanations,
ou d'être atteint par le suc corrosif qui découle de ses feuilles
quand elles sont lavées par la pluie ou brisées par le
vent.

Il est facile de faire reconnoître ces deux arbres aux militaires : le premier, à cause de sa croissance rapide, a été
choisi pour orner quelques-unes des promenades des Antilles ; il paraît étranger à l'Archipel. Le second, au contraire, appartient aux rivages sablonneux des îles américaines, et ne croît point ailleurs que sur les côtes, ou dans
les lieux marécageux qui en sont voisins. On le trouve nom-
mément autour de ces vastes flasques d'eau connues sous
l'appellation commune de salines dans les Indes Occidentales. Les ravages effrayans que le seul contact du suc qu'il
transsude produit sur la peau, s'arrêtent par des lotions
d'eau de mer qui calment même la douleur causée par cette
singulière cautérisation.

On trouvera à la fin de ce mémoire la nomenclature des
plantes vénéneuses ou suspectes, qui croissent à la Martinique et dans la plupart des autres îles de l'Archipel.

En général, on doit recommander aux soldats de ne se
livrer qu'avec ménagement à l'usage des choses dont ils
n'ont pas encore acquis l'expérience. Ceux qu'on détache
des régimens pour occuper les différens postes de la côte
étant plus exposés que dans les garnisons aux accidens qui
résultent de la nature des plantes ou de l'abus des choses

indigènes, ils doivent être l'objet particulier des mesures qui peuvent les prévenir. On ne doit pas sur-tout négliger d'ordonner aux chefs de ces postes de faire couper aux environs des casernes les halliers épais qui couvrent le sol, et favorisent l'approche et la fuite des serpens. On sait que dans les campagnes de la Martinique et de Sainte-Lucie on est en butte pour ainsi dire à chaque pas aux atteintes de ces reptiles aussi multipliés que dangereux ; mais si l'on ne peut diminuer le nombre des chances malheureuses auxquelles on est exposé quand on parcourt, sur-tout à pied, les cultures et les bois, il est prudent de se résoudre à en arrêter les effets terribles, même par les moyens les plus violens, tels que la scarification et la cautérisation avec la poudre à canon. Il serait à désirer que parmi les soldats, et principalement les voltigeurs qui sont plus exposés que tous les autres, on encourageât ceux qui voudraient apprendre de quelle manière on fait ces opérations, dont le succès est souvent certain, quand elles ont lieu immédiatement après la blessure.

On s'était flatté quelque temps à la Martinique que l'usage du Bejuco (1), dont on rapportait des merveilles, rendrait moins cruelle et moins douteuse la cure des morsures faites par la grande vipère fer-de-lance ; mais, quoique dans plusieurs cas on ait cru que les effets de cette plante répondaient à ce qu'on en avait rapporté, il est arrivé dans plusieurs circonstances qu'elle a frustré de la manière la plus funeste l'attente de ceux qui l'avaient employée. On ne citera qu'un exemple à ce sujet. Au mois de février 1815, un jeune Nègre, qui gardait des bestiaux aux environs du fort Bourbon, fut piqué dans la partie inférieure de la jambe par un serpent, dont le croc pénétra à une profondeur de

_____

(1) *Aristolochia fragrantissima*. Pers.

plus d'un pouce. Il fut pansé quelques minutes après ce cruel accident avec du Bejuco, et on lui en fit prendre intérieurement; mais, malgré ce spécifique vanté, la jambe, dont le sang avait d'abord jailli abondamment, enfla d'une manière prodigieuse; elle fut sphacélée au bout de quelques instans, et la mort survint au bout de quelques heures.

§. IX. — *Des Hôpitaux des Antilles.*

Les hôpitaux tiennent le premier rang parmi les objets les plus importans de l'administration des troupes des Antilles. C'est de leur organisation que dépend la vie d'un nombre immense de militaires, dont la conservation diminuerait ces recrues que les métropoles envoient annuellement aux colonies, sans qu'on puisse encore le plus souvent former des garnisons assez fortes pour assurer leur défense.

Dans leur état actuel, la plupart des hôpitaux des îles du Vent sont bien plutôt un foyer pestilentiel, une sorte de charnier d'où s'exhalent des contagions sans cesse renaissantes, qu'un asile ouvert aux malheureux Européens poursuivis par tous les maux d'un climat dévorant. Leur situation dans des lieux bas et marécageux, le voisinage dangereux de canaux bourbeux, de cloaques et même des cimetières, la réunion de toutes les maladies dans les mêmes bâtimens, le défaut d'infirmiers, la mal-propreté des salles, l'insuffisance des fournitures, la rapacité des entrepreneurs, la négligence dans l'administration des remèdes et dans leurs préparations pharmaceutiques, l'opposition, la rivalité et la zizanie entre les chefs des différens services, le défaut d'autorité dans celui qui doit être investi de la surveillance principale, le défaut plus fatal d'une juste appréciation du mérite de quelques hommes éclairés dont le secours offrirait les plus grands avantages, et que l'on dégoûte de fonctions pénibles et dangereuses par de l'indifférence, de l'oubli ou des persécutions; enfin le nombre insuffisant d'officiers de santé joignant à l'expérience de la pathologie des pays chauds, les connaissances que l'art doit à ses derniers progrès, sont les causes puissantes et multipliées qui font des hopitaux des Antilles des lieux de terreur, de désespoir, de souffrance et de mort.

Les remèdes qu'il serait nécessaire d'apporter à ces maux sont presque tous au-delà de l'autorité des chefs militaires, et même quelques-uns sont à peine au pouvoir de l'Administration supérieure des colonies. L'établissement des hôpitaux dans des lieux plus secs, plus aérés et plus sains, ne peut guères s'effectuer sans de grandes dépenses, et on ne peut l'espérer que des circonstances les plus favorables; mais cette époque pourrait être devancée par l'amélioration importante que recevrait le régime intérieur, s'il était confié aux soins des sœurs de la charité; leur institution précieuse, dont les hôpitaux du royaume éprouvent le bienfait, serait, s'il est possible, plus utile encore aux Antilles où rien ne peut la remplacer. Il est vraisemblable qu'elle aurait, même dans les épidémies une influence directe sur les résultats du traitement des malades; en effet, les sentimens de crainte et de chagrin, qui préparent l'invasion de la fièvre jaune et aggravent si cruellement ses ravages, s'exaspèrent aujourd'hui par l'insouciance, l'abandon et la dureté des esclaves qu'on emploie comme infirmiers; tandis qu'ils seraient puissamment combattus par les soins, les consolations et l'intérêt du sexe le plus doux et le plus compatissant. Il en serait sans doute ainsi des maladies dysentériques, qui enlèvent annuellement tant de militaires et de marins, et qui guérissent bien moins souvent par les remèdes qu'on leur oppose, que par un régime et des soins qu'on ne peut se flatter de trouver dans les hôpitaux des colonies, que lors de cet heureux changement que réclament également une sage politique et l'humanité.

Sans entrer dans l'examen détaillé des causes qui rendent si dangereux le séjour des hôpitaux des Antilles, on ne peut cependant omettre de faire ici mention de l'une des plus actives et des plus funestes : la réunion de toutes les maladies, soit dans le même édifice, soit dans des édifices d'une très-grande proximité. Delà proviennent le plus souvent la propagation rapide des contagions, l'invasion des fièvres intermittentes, l'effet fatal des lésions organiques et des opérations chirurgicales, enfin l'aggravation de toutes les affections pathologiques. En général, il suffit de vingt-quatre heures pour faire prendre un mauvais caractère aux plaies les plus belles, et beaucoup de soldats qui entrent aux hôpitaux pour de légères excoriations, meurent au bout de quelques jours de maladies gagnées par l'infection de l'air, ou bien gardent pendant plusieurs années des ulcères qui tirent leur origine d'une simple écorchure.

On diminuerait certainement l'activité meurtrière de ces causes, en isolant les fiévreux et en formant des établissemens séparés pour les blessés. Quant aux militaires attaqués de la gale ou de maladies syphilitiques, leur nombre est si borné et leur traitement tellement favorisé par le climat, que dans bien des cas on pourrait se dispenser de les envoyer aux hôpitaux et les faire guérir par les officiers de santé des corps, en les reléguant dans quelques-uns des pavillons qui servent au logement des garnisons dans les citadelles.

Il en devrait être ainsi de ceux qui sont atteints d'affections rhumatismales ; au lieu de les laisser languir dans les hôpitaux, où tôt ou tard quelque autre maladie termine leur existence, on pourrait peut-être employer avantageusement pour leur guérison les eaux thermales, gazeuses, mar tiales et alkalines si multipliées à la Guadeloupe et à la Martinique. Dans cette dernière île, celles des pitons du Carbet, qui sont analogues aux eaux de Spa, conviendraient selon toute apparence à ces maladies, tandis que celles du Lamentin paraissent devoir être salutaires dans les maladies cutanées, comme les eaux de Bourbonne et de Balaruc.

L'expérience a prouvé si complètement le danger d'un long séjour dans les hôpitaux des Antilles, que faute d'autres moyens on fut obligé à la Martinique, en 1804, d'en faire sortir les militaires qui pouvaient passer pour convalescens, et qu'ils furent envoyés chez les Colons, dont les habitations sont situées de la manière la plus salubre ; mais cet expédient quoiqu'utile ne laisse pas que d'avoir de très-graves inconvéniens ; les soldats restés ainsi sans surveillance se livrent fréquemment à des écarts de régime funestes à leur santé chancelante. Ceux sur-tout qui viennent d'échapper à la dysenterie, et que tourmente une voracité prodigieuse produite par l'état maladif de leurs viscères, s'abandonnent sans mesure à leurs goûts dépravés, et éprouvent des rechutes presque toujours mortelles. L'extrême bienveillance de l'hospitalité coloniale est non-seulement fatale dans ce cas, mais encore plus, peut-être, dans celui où les convalescens tombent entre les mains de quelques-unes de ces personnes si communes aux Antilles, qui, persuadées de leur habileté médicale, prescrivent et administrent à tout venant mille remèdes ridicules ou funestes. Ces considérations prouvent la nécessité de l'établissement d'un hôpital uniquement destiné aux convalescens, et dont la situation salubre puisse répondre parfaitement à son objet.

Les mesures générales relatives aux hôpitaux, et concernant immédiatement les troupes, sont principalement celles ci-après :

1.º **Dans le cas** d'un débarquement, veiller à ce que l'établissement des hôpitaux soit fait, s'il se peut, à l'avance, et à ce qu'il soit proportionnel à la force des troupes ; c'est-à-dire qu'on soit préparé à recevoir de dix à douze malades par compagnie. Cette proportion est celle des temps ordinaires : pendant les épidémies, l'effectif des hôpitaux est beaucoup moindre, les militaires mourant très-souvent avant que d'y être apportés, ou n'y faisant alors qu'un séjour borné à quelques jours, ou même à quelques heures, par la marche précipitée de la maladie ;

2.º Séparer autant que possible les divers genres de maladies, et sur-tout les convalescens, ainsi qu'il a été dit ci-dessus ;

3.º Faire traiter sans délais les militaires atteints précédemment d'affections syphilitiques, dont ils ont été mal guéris, et dont les symptômes ne tardent pas à reparaître aussitôt qu'ils ont atteint les pays chauds ;

4.º Empêcher que les militaires ne se fassent traiter par les femmes de couleur ou quelques empyriques, et sur-tout qu'ils n'adoptent, soit dans l'intérieur des corps, soit au-dehors, l'usage aveugle de la saignée, qu'ils imaginent parfois être un moyen général de hâter l'acclimatement, en détruisant la prédisposition européenne aux maladies inflammatoires, quoiqu'il en résulte presque toujours un relâchement de tous les systèmes d'organes, qui favorise l'invasion des maladies asthéniques ;

5.º Dans le cas d'une invasion de la fièvre jaune, avec un caractère épidémique et contagieux, diminuer les effets de la terreur et de la consternation par tous les moyens possibles, en détournant l'attention des troupes, en les divisant sous des prétextes spécieux, en leur cachant les pertes qu'elles éprouvent, etc. ;

6.º Dans le même objet, omettre de rendre les honneurs

funèbres qu'on accorde aux officiers dans les circonstances ordinaires, et qui pendant les épidémies contribuent à répandre la terreur, soit par les réflexions tristes que font naître ces cérémonies, soit par l'idée bien ou mal fondée qu'on s'expose à la contagion en suivant le convoi, ou en portant les coins du drap mortuaire de ceux qu'elle a fait périr (1);

7.º Écarter les militaires des hôpitaux, où quelquefois ils veulent aller veiller ou visiter leurs camarades;

8.º Astreindre, au contraire, les officiers supérieurs à des visites fréquentes, afin d'éloigner de l'esprit des malades la pensée qu'ils sont abandonnés;

9.º Prévenir ou faire connaître, par une surveillance active, une inspection journalière, et des rapports détaillés, verbaux et écrits, les abus dont les malades sont si souvent victimes dans les hôpitaux des Antilles;

10.º Ordonner qu'il soit fait par les chirurgiens des régimens, dans les casernes, ainsi que dans les pavillons des officiers, des visites journalières, et dans l'occasion récidivées, afin d'envoyer les malades aux hôpitaux au moment même où l'invasion de la maladie est perceptible;

11.º Faire concourir au même but les officiers et les sous-officiers, afin de découvrir les militaires qui, dans l'appréhension d'aller à l'hôpital, cachent leur état et les pro-

(1) Un auteur anglais, dans ses notes sur la Guyane Hollandaise, cite entr'autres exemples un capitaine qui, ayant assisté au convoi de l'un de ses camarades, fut frappé de l'idée que son cadavre exhalait l'odeur de la maladie épidémique, et qui, en moins de quarante-huit heures, le suivit au tombeau. Pendant l'invasion de 1802, la fièvre jaune de la Martinique offrit à l'auteur de cet essai plusieurs exemples exactement semblables.

grès de la maladie, dont il arrive très-souvent que la cure n'est au-dessus des moyens de l'art que parce que les secours ont été trop tardifs (1);

12.º Veiller à ce que, sous des prétextes quelconques, aucun militaire ne se fasse traiter, soit dans les villes, soit dans les campagnes, par des charlatans qui abusent de la confiance et de la crédulité que fait naître la terreur des maladies tropicales;

13.º Prendre garde, avec un soin égal, à ce que les femmes de couleur, qu'une manie singulière de médicamenter rend souvent coupables de meurtres bienveillans, n'interviennent dans la cure des affections légères, dont les militaires sont atteints dans les premiers temps de leur séjour aux Antilles;

14.º Occuper les troupes sans les fatiguer, et chercher à distraire le soldat par tous les moyens possibles, jusqu'à ce que l'habitude du climat ait consolidé sa santé, observant que le repos et l'oisiveté favorisent cet état de stupeur mélancolique, ordinaire à l'homme et aux animaux des pays froids transportés sous la zone torride;

15.º Dans l'incertitude où l'on est encore aux Antilles sur le caractère contagieux de la fièvre jaune, prendre toutefois, lors de son invasion épidémique, les mesures nécessaires pour prévenir la possibilité de sa propagation de

---

(1) Cette terreur, que causent les hôpitaux, est générale dans tout l'Archipel. « Les soldats Anglais, dit le docteur Pinchard, « craignent tellement d'être envoyés aux hôpitaux, qu'ils pré- « fèrent mourir sans secours, et qu'ils cachent la première « atteinte du mal, lorsqu'il est encore temps d'y apporter « remèdes. »
Voyez *Notes on the west Indies*, London, 1806.

quelque manière que ce soit. Notamment isoler les hôpitaux où l'on reçoit ceux qui sont atteints de cette terrible
maladie ; éloigner des lieux habités ou fréquentés les dépôts
de leurs cadavres, les salles de dissection, et sur-tout les
cimetières, qui presque par-tout sont situés dans l'enceinte
ou à la porte des villes, et dans le voisinage des hôpitaux ;

16.° Observer les précautions les plus sévères pour l'in-
humation des cadavres, employant exclusivement à cet
emploi des Nègres, qui ne sont que peu ou point susceptibles de contracter la maladie ;

17.° Brûler les objets qui ont servi aux individus atteints
de la fièvre jaune ; désinfecter, par des lavages longs et
répétés à l'eau froide et à l'eau chaude, ceux de ces objets
dont la perte serait trop grande ou le remplacement difficile ; observant toutefois que rien n'est plus incertain que
la purification des vêtemens de laine et des couvertures de
cette matière, dont ont fait usage des personnes attaquées
d'une maladie contagieuse ;

18.° Laver à l'eau bouillante et blanchir à la chaux les
lieux qui ont été habités par des individus frappés de
l'épidémie ;

19.° Transporter aux hôpitaux ceux qui en sont atteints,
en se servant pour ce transport d'un brancard de bois, pu-
rifié chaque fois par des lavages multipliés, et veiller à ce
qu'on ne se serve pas, comme il arrive presque toujours, du
hamac appartenant au militaire malade, qui ensuite est mis
en magasin, et donné à quelque autre militaire, ou bien au
même, quand il parvient à échapper à une première invasion et à sortir de l'hôpital ;

20.° Empêcher toute espèce de communication entre les
militaires bien portans et les malades ou les convalescens ;
le préservatif le plus sûr de l'épidémie étant sans doute d'é-
viter avec soin l'approche de ceux qui l'ont contractée, et

d'éviter également l'usage ou le simple contact des choses où la matière contagieuse peut avoir adhéré;

21.° Dans la nécessité qu'imposent les devoirs militaires, de visiter les hôpitaux où sont des individus atteints de la fièvre jaune, s'arrêter le moins long-temps possible dans leur atmosphère; s'abstenir de s'asseoir sur leur lit ou de les toucher; prendre ayant de les visiter une petite quantité de liqueur spiritueuse ou d'alimens; et lorsqu'on a terminé ce service pénible et dangereux, se rincer la bouche et le nez; nettoyer soigneusement toutes les parties du corps qui auraient pu être en contact avec la matière de la contagion; se laver les mains et le visage; changer d'habits; laver ou soumettre aux fumigations ceux que l'on quitte; préférer ceux qui ne sont pas de laine, etc.

Ces moyens préservatifs paraîtront minutieux et même ridicules à ceux qui n'ont point été témoins du spectacle effrayant d'une grande épidémie; mais ils ne seront point ainsi aux yeux des personnes qui, dans ces terribles circonstances, auront vu ce que les hommes y montrent de faiblesse, d'amour de la vie, de consternation et de crédulité. Quoiqu'il ne demeure point encore bien prouvé qu'*aux Antilles* (1) la fièvre jaune se communique comme les ma-

_____

(1) Voyez dans le quinzième volume du *Dictionnaire des Sciences Médicales*, l'article *Fièvre jaune*, auquel les savans Collaborateurs de cet ouvrage précieux ont voulu que contribuât l'auteur de cet essai.

Parmi les matériaux nombreux et encore incomplets qu'on peut réunir en ce moment sur cet important sujet, ce n'est qu'avec une juste méfiance qu'on se permet d'indiquer ici un *Précis historique sur l'irruption de la Fièvre jaune à la Martinique, en* 1802; la Société Médicale d'Émulation de Paris, qui a donné à l'auteur tant de marques de sa bienveillance, a bien voulu ordonner l'impression de cet opuscule, dans ses transactions du mois d'Avril.

ladies pestilentielles , il n'arrive point d'irruptions épidémiques, que les Européens n'adoptent aussitôt la croyance
que l'air atmosphérique est le véhicule de la contagion.
Cette opinion agit avec tant de puissance, que ce n'est
qu'avec une répugnance presque insurmontable que les militaires remplissent les diverses espèces de service qui né-
cessitent leur présence dans les hôpitaux. Le danger auquel
ils se croient exposés les fait recourir à des préservatifs la
plupart inefficaces. Les uns portent au cou de petits sachets
remplis de camphre ; les autres coupent un citron , qu'ils
se mettent sous le nez tant qu'ils sont dans l'atmosphère
supposée infectée, et ils ont soin de cracher et de se mou-
cher fréquemment.

Ces derniers moyens ne doivent point être méprisés, car
il est vraisemblable que la salive et les mucosités retenues
dans le nez doivent servir à transporter les miasmes contagieux; mais néanmoins il est douteux qu'ils soient suffisans,
puisqu'il est à supposer que l'épidémie se contracte principalement par les voies pulmonaires et cutanées. Les fric-
tions d'huile , qu'on a indiquées comme un remède contre
l'épidémie , semblent plutôt propres à préserver de son invasion ; elles pourraient peut-être diminuer dans certaines
circonstances les chances du danger, en mettant obstacle à
l'introduction des miasmes par les vaisseaux absorbans, et
peut-être pourrait-on les indiquer avec quelque confiance
aux personnes qui par devoir sont obligées de s'exposer
long-temps dans les hôpitaux aux exhalaisons délétères dont
on y est enveloppé. L'expérience prouve que le corps humain peut recevoir également par sa surface les germes des
maladies ou de la santé , et que de même que l'atmosphère
animalisée où vivent ceux remplissant certaines professions,
leur donne ordinairement un embonpoint singulier, quoiqu'en général ils mangent très-peu ; de même l'air vicié des

hôpitaux est la cause première de la maigreur habituelle des hommes qui y séjournent et suffit pour communiquer, par le systême absorbant, les maladies dont il contient le germe funeste.

Plusieurs des mesures qu'on a indiquées dans cet essai d'après l'autorité d'une longue expérience et celle des hommes les plus célèbres dans l'art de guérir, sont sans doute étrangères en Europe aux chefs militaires qui se reposent avec raison de ces soins importans sur les médecins éclairés attachés aux armées de terre et de mer ainsi qu'aux hôpitaux ; mais dans les contrées éloignées de la patrie des sciences et de ceux qui les cultivent avec succès, il n'en peut être presque jamais ainsi. Rarement des hommes d'un mérite supérieur se déterminent à un exil, à une expatriation pénible et douloureuse ; et lorsqu'il s'en trouve quelques-uns, il est encore plus rare qu'ils ne succombent bientôt, victimes des maladies contagieuses auxquelles leur zèle les expose , ou des calomnies et des chagrins que leur suscitent l'envie, l'ignorance ou une médiocrité ombrageuse (1).

Ces circonstances exposent les troupes au malheur d'être abandonnées aux fatals effets de l'inexpérience, de l'impéritie ou de la témérité , ce qui arrive sur-tout lorsqu'elles

---

(1) Qu'il soit ici permis à l'amitié de rappeler aux savans qui les connaissent et les apprécient , le docteur *Savaresi* , ancien médecin en chef à Damiette , à la Martinique, à Naples, etc., le docteur *Lefort*, ancien inspecteur du service de santé des prisonniers de guerre en Angleterre, médecin en chef à Gênes ; le docteur *Delorme* , chargé en chef du service chirurgical au bagne d'Anvers, à la Pointe-à-Pitre , etc. , et le docteur *Rochoux* , élève de la Faculté de Paris, digne , sous tous les rapports , de cette illustre Ecole.

sont séparées par les évènemens de la guerre ou privées par les épidémies tropicales des officiers de santé de la marine, attachés primitivement à leur service et à celui des hôpitaux. Rien n'est plus dangereux que la nécessité où l'on est alors d'employer les empyriques et les prétendus médecins du pays (1); mais on est forcé de céder à la loi de la fatalité; et tout ce que les chefs militaires peuvent faire pour en diminuer les fâcheux résultats, c'est de s'occuper eux-mêmes, avec une sage activité, de tous les moyens qui peuvent conserver la santé des militaires.

P. S. On est heureux de pouvoir annoncer que différentes mesures bienfaisantes, salutaires et prises récemment par la haute Autorité, aux soins de laquelle sont confiées les colonies, donnent l'espoir de voir se réaliser les améliorations médicales et militaires dont on a osé exprimer le vœu dans cet ouvrage, écrit sous l'impression pénible de circonstances bien différentes.

---

(1) Il n'est pas rare aux Antilles de voir des aventuriers se parer du titre de docteur en médecine et pratiquer aux dépens de qui de droit. En 1809, les papiers et les effets d'un officier de santé distingué, étant tombés entre les mains d'un garnement appartenant à un dépôt colonial, cet homme se fit passer sans peine pour celui dont il avait pris le nom; ce qui lui fit confier un détail important. Les circonstances favorisèrent cette délusion, qui eut des suites déplorables.

Noms des Plantes vénéneuses ou suspectes croissant spontanément à la Martinique.

Le Lys rouge. — *Amaryllis punicea.* Lam.

L'Arbre à soie. — *Asclepias gigantea.*

Le Bois laiteux. — *Tabernœmontana citrifolia.*

Le Bois lait. — *Rawolfia nitida.*

Le Brinvillier. — *Spigeliä anthelmia.*

Le Chardon béni. — *Argemone mexicana.*

Le Mancenilier. — *Hippomane mancanilla.*

Le Glutier. — *Hippomane biglaudulosa.* L.

Le Mauroë. — *Jatropha maniot.*

Le Médecinier. — *Jatropha carcas.*

Le Médecinier des hauts. — *Jatropha multifida.*

Le Mexicain. — *Momordica elaterium.*

La Pomme-poison. — *Solanum mammosum.*

La Quadrille. — *Asclepias incarnata.*

Le Sablier. — *Hura crepitans.*

La Pomme épineuse. — *Datura ferox.*

             — *Stramonium.*

             — *Fastuosa.*

        Cestrum vespertinum.

        Lobelia grandiflora.

        Allamanda cathartica.

        Echites biflora.

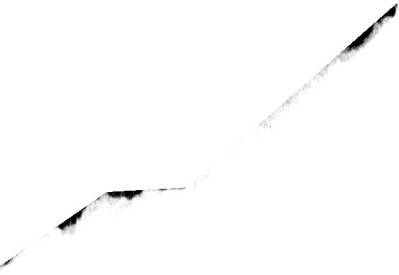

www.ingramcontent.com/pod-product-compliance
Lightning Source LLC
Chambersburg PA
CBHW030855220326
41521CB00038B/972